Miriam Krug

Die Tür

Mein Leben mit Multiple Sklerose

Herstellung und Verlag:
BoD - Books on Demand, Norderstedt
ISBN 978-3-8482-3271-0

Die Tür

Als sich die Tür des Neurologen schloss, schloss sich auch die Tür ihres bisherigen Lebens. Sie hatte gerade die Diagnose Multiple Sklerose erhalten. Es war das Jahr 1993, Miriam war 18 Jahre alt, schlank, hatte lange dunkelbraune Haare und blaugrüne Augen. Ihr Wesen war lebensfroh, witzig und nett. Eigentlich hatte sie noch gar keine Ahnung vom Leben, geschweige denn von MS. Was ist diese Krankheit, was bedeutet sie für Miriam und ihr weiteres Leben? Zuerst war das Leben natürlich zu Ende, hatte sie gedacht!

Doch zu diesem Zeitpunkt und noch lange Zeit danach hatte sie **die Tür,** die sich für sie und ihr Leben geöffnet hat, noch nicht gesehen - oder nicht sehen wollen.

Auf der Fahrt nach Hause am Tag, als sie die schreckliche Diagnose bekommen hatte, ging ihr das bisherige Leben wie in einem Film in Sekundenschnelle durch den Kopf.

Miriam steckte gerade im zweiten Ausbildungsjahr zur Einzel-
handelskauffrau, als plötzlich ihre Beine wie eingeschlafen
waren. Ein Gefühl wie "Ameisen laufen", oder wie einge-
schlafene Beine in einer ungewohnten Haltung. Was war das
denn nur, dachte sie. Ach, das wird schon wieder weggehen, war
ihr Gedanke.

Nach zwei Wochen, mit anhaltenden Gefühlsstörungen, war
Miriam dann endlich zu ihrem Hausarzt gegangen, um ihm ihre
Beschwerden zu schildern, der sie daraufhin weiterschickte zu
einem Orthopäden, der die Lendenwirbel wieder einrenken
sollte - da der Hausarzt vermutete, dass ein Nerv in der
Lendenwirbelsäule eingeklemmt war. Zwei Jahre zuvor, sie war
sechzehn, hatte sie solche Missempfindungen mal im linken
Arm gehabt, nach Einrenken der Halswirbelsäule aber hatte sie
nach etwa einer Woche keine Beschwerden mehr gehabt.
So ließ sie sich guten Glaubens die Lendenwirbelsäule
einrenken. Es knackte auch ganz gut dabei, was hieß, dass da
was ausgerenkt war.
Das war es dann wohl, hatte sie gedacht. Aber auch nach
weiteren zwei Wochen hatte sich keine Besserung eingestellt.
Also ging sie wieder zum Hausarzt, der meinte, dass es wohl
besser wäre, zu einem Neurologen zu gehen.
Zu Hause hatte sie dann einen Termin bei einem ortsansässigen
Neuro-logen gemacht. Nachdem sie bei der Terminvereinbarung
ihre Symptome geschildert hatte, hatte sie auch relativ schnell
einen Termin bekommen.

Dann kam der Tag, der ihr Leben veränderte

Zusammen mit ihrem Vater fuhr sie zu dem vereinbarten Termin beim Neurologen. Miriam war innerlich total aufgeregt, denn sie hatte ein seltsames und beängstigendes Gefühl in sich verspürt, sie hatte keine Ahnung, was sie dort erwartete. Nachdem sie dem Neurologen ihre Beschwerden geschildert hatte, machte der Arzt sich seine Gedanken und Vermutungen. So schickte dieser sie zu einem Radiologen, der ein MRT, eine Kernspintomographie, von ihrem Schädel und der Halswirbelsäule machen sollte. Anschließend fuhren sie mit den Bildern wieder zum Neurologen. Miriams Vater war in dieser Zeit immer bei ihr. Was ihr viel bedeutete, und für das sie ewig dankbar sein wird.

Auf den Schichtaufnahmen der Kernspintomographie (MRT) konnte der Arzt direkt sehen was los war, denn es waren deutliche weiße Flecken in ihrem Schädel zu sehen, was typisch für eine MS ist, die der Neurologe schon geahnt und vermutet hatte. Sehr behutsam und einfühlend hatte er Miriam dann die Diagnose Multiple Sklerose, kurz MS, gestellt. Miriam hatte dem Arzt gar nicht mehr zugehört - zuhören können und wollen, als er ihr die Krankheit beschrieben hatte, sie darüber aufgeklärt hatte, was es ist. Ihre Gedanken und Gefühle waren in dem Moment gar nicht in Worte zu fassen.

Trauer, Wut, Enttäuschung, Leere, Hilflosigkeit, Ungerechtigkeit und auch etwas Hass.

Ihr Kopf war leer. *Sie fühlte sich allein.* Selbst die Anwesenheit ihres Vaters konnte dieses Gefühl nicht mindern. So als wäre die Welt angehalten worden. Es gibt kein weiter mehr, dachte sie.

Miriam erzählte am nächsten Tag ihrem damaligen Freund und heutigem Ehemann von der Diagnose. Unter Tränen berichtete sie ihm von ihrer Angst und auch etwas von ihren Gedanken. Er war natürlich selbst traurig, doch stark genug, ihr etwas Trost zu geben. Seine Umarmung tat ihr einfach nur gut.

- 3 -

Bevor sie zu dem Neurologen gegangen war, hatte der Hausarzt noch eine Blutuntersuchung auf Borreliose angefordert.
Als das Ergebnis da war, kamen Miriams Eltern zu ihrer Arbeitsstelle und sagten, es sei laut der Blutuntersuchung eine Borreliose. Sie solle sofort Antibiotika einnehmen, die ihr der Hausarzt verordnet hatte. Diese hatte sie sich dann auch direkt in der Apotheke geholt und eingenommen.
Doch der Neurologe, der darüber informiert wurde, wollte es nun genau wissen, da der Verdacht auf Multiple Sklerose zusätzlich bestand.
Er hatte sie in ein Krankenhaus zur Lumbalpunktion, der Entnahme von Nervenwasser, überwiesen, um eine eindeutige Diagnose bestätigen zu können. Sehr aufgeregt und ängstlich ließ Miriam diese Untersuchung, die nicht besonders angenehm ist, über sich ergehen. Sie schwebte in dieser Zeit immer zwischen den Diagnosen MS oder Borreliose. Besser gesagt, zwischen **Hoffen** und **Bangen**.

Jedoch bestätigte sich leider die Diagnose MS.

Darauf folgten dann fünf Tage lang 500 mg Cortison, die damalige Höchstdosis. Die Multiple Sklerose, *zahlreiche Verhärtungen* auf Deutsch, ist eine entzündliche Erkrankung im Gehirn, des Zentralen Nervensystems, welche die Myelinschicht um die Nervenbahnen zerstört. So wie ein Elektrokabel, welches angeknackt ist und somit die Leitfähigkeit der Impulse einschränkt. Cortison ist ein stark wirkendes, entzündungshemmendes Medikament.

Danach folgten dann etwa drei Monate Cortison-Tabletten, um die Konzentration des Medikamentes ausschleichend abzusetzen.

Im Krankenhaus wurde ihr ein Buch über die MS empfohlen, in dem sie sich schlau machen konnte über ihre Erkrankung, Symptome und ihre Behandlungen, welches sie sich zu Hause bei der nächsten Gelegenheit gekauft hatte.

Im Krankenhaus wurde ihr geraten, *Imurek* (Azatioprin) einzunehmen, denn zu der Zeit gab es einfach nichts anderes als Basistherapie, was vielleicht an mangelnder Forschung oder Interesse lag. Das Medikament fährt das Immunsystem herab und soll so bewirken, dass es keine oder nur leichte Entzündungen - Schübe genannt - von der MS gibt, da die MS den eigenen Körper angreift. Wie ein Fremdkörper ist die MS zu betrachten. Autoimmunkrankheit nennt man sie auch.

Nach einigen Abklärungen und Gesprächen mit dem Arzt und ihren Eltern stimmte sie der Therapie mit *Imurek* zu.

Nachdem sie wieder zu Hause war, startete sie wie empfohlen mit *Imurek*.

Wöchentliche Blutkontrollen folgten, und nach einiger Zeit, etwa vier Monate, in denen sich ihre Blutwerte normalisiert hatten, war alles wieder normal. Das Kribbeln in den Beinen verschwand auch durch die Cortisongabe recht schnell wieder.

Alles war wieder gut, bis auf die Zunahme von zehn Kilo. Ihr Bruder hatte sie in der Cortisonphase mal gefragt, ob sie Zahnschmerzen habe, oder ein Bonbon im Mund. Sie konnte im ersten Moment nichts damit anfangen, doch ihrem Bruder war aufgefallen, dass ihre Wangen dick geworden waren. Daraufhin war sie zu einem Spiegel gegangen und schaute sich bewusst darin an. Mit Schrecken musste sie feststellen, dass ihre Backen und ihr ganzes Gesicht angeschwollen waren. "Mondgesicht" - was als Nebenwirkung von Cortison im Beipackzettel aufgelistet war. Da hatte sie direkt angefangen zu weinen.

Sie hatte insgesamt zehn Kilo zugenommen, ohne es zu merken, aber da sie vorher sehr dünn gewesen war, war es im Nachhinein gar nicht so schlimm.

Doch zuerst war sie sehr geschockt darüber. Sie fühlte sich nicht mehr richtig wohl in ihrer Haut – „erst die Krankheit und dann auch noch dick" waren ihre Gedanken.

- 4 -

In der Phase, als es ihr wieder besser ging, schob sie die MS ganz schnell beiseite. Tagsüber jedenfalls.

Vorm Einschlafen hatte sie ständig an die Diagnose denken müssen. Emotional hatte sie sich keineswegs stabilisiert. Deshalb hatte sie sich bestimmt anderthalb, wenn nicht sogar zwei Jahre lang, in den Schlaf geweint, wenn sie keiner gesehen und gehört hatte!

Denn sie hatte keine Ahnung, wie ihr Leben weiter gehen sollte, was die Zukunft noch so alles mit sich bringen würde. Mit ihren Eltern wollte sie einfach nicht darüber reden, sie dachte dass sie Sie belasten würde mit ihren Fragen und Ängsten. Es fiel ihr immer schwer, mit Bekannten und Freunden zu reden, denn sie bedauerten Miriam, so als wenn jemand gestorben sei. „Tut mir Leid", „wie schlimm" und solche Kommentare kamen. Was sie als sehr schmerzlich empfunden hatte. Auch Artikel aus Zeitungen über MS haben ihre Verwandten ausgeschnitten und ihr gegeben, damit sie diese lesen konnte. Doch Miriam wollte sie gar nicht haben, denn eigentlich wollte sie einfach nur in Ruhe gelassen werden. Viele sagten ihr auch, sie solle doch in eine Selbsthilfegruppe gehen und Krankengymnastik machen, schließlich wäre das doch wichtig für sie. Im Grunde meinten es alle nur gut, doch Miriam fühlte sich oft bedrängt und auch genervt von den guten Ratschlägen. Keiner wusste, wie schlimm das alles eigentlich für sie war.

Der Rollstuhl rückt gewiss immer näher, dachte sie. "In drei Jahren sitze ich bestimmt im Rollstuhl" waren ihre damaligen Gedanken. Zu dem Zeitpunkt sah sie den Rollstuhl noch nicht als Hilfsmittel, sondern eher als einen Störfaktor, einen Feind. Eine Art Hilflosigkeit und Abhängigkeit von Anderen, gesunden, dadurch.

Doch tagsüber war sie immer wieder die Starke, die super mit der MS klar kommt. Jedoch bei den kleinsten Gefühlsstörungen oder sonstigen Beschwerden, die durch die MS kommen könnten, ging sie sofort zu ihrem Neurologen, denn sie hatte einfach nur riesige Angst. Sie hatte auch sehr viel geweint in der Zeit, denn Miriam ist eine sehr sensible Person, durch die Krankheit noch viel sensibler geworden. Sobald nur etwas anders war – sie hat sehr empfindlich auf ihren Körper geachtet –, weinte sie und ging sofort zu ihrem Neurologen.

So verging einige Zeit. Bis alles wieder im Rahmen war.
Aber den Namen **Multiple Sklerose** konnte und wollte sie da noch nicht aussprechen, sie sprach dann einfach nur von *MS*.

Zweieinhalb Jahre später, sie war mittlerweile zwanzig, bekam sie im Hochsommer auf einmal Fieber. Nachmittags stieg es immer bis über 40 °C. Sie ging zu ihrem Hausarzt, einem etwas schusseligen, filterlose Zigaretten rauchenden Menschen, und erzählte ihm ihre Beschwerden. Sie war nicht erkältet, sondern hatte nur Fieber, das immer im Laufe des Tages anstieg, und wodurch sie dann sehr geschwächt war. Er verschrieb ihr ein Antibiotikum, von dem sie leider auch noch Durchfall bekam. Am nächsten Tag ging sie also wieder hin und bekam ein neues Antibiotikum. Er schaute dann auch im Beipackzettel des Medikaments *Imurek*, das sie kontinuierlich einnahm, nach. Ein Vermerk zu Arzneimittelfieber als Nebenwirkung fanden sie vor, jedoch hatten weder Miriam noch der Arzt wirklich Ahnung davon. Die Kommunikation zwischen ihrem Hausarzt und ihrem behandeltem Neurologen funktionierte reibungslos, was den Hausarzt auch veranlasste, ihren Neurologen direkt zu kontaktieren, um ihn nach seinen Erfahrungen mit solchen Nebenwirkungen zu fragen.

Wieder zu Hause angekommen, rief die Praxis des Neurologen bei ihr an und man sagte ihr, sie solle direkt zur Lungenfachärztin fahren, die sie schon erwarte. Die Lungenärztin stellte nach Abhorchen der Lunge - was der Hausarzt nicht gemacht hatte - und einer Röntgenaufnahme eine Lungenentzündung fest. Es wurde auch noch eine Virusbestimmung durchgeführt, da ihr Fieber immer zu bestimmten Zeiten anstieg, was für eine Virusinfektion üblich ist. Das Ergebnis war eine Lungenentzündung in Verbindung mit einem Zytomegalievirus. Ein Virus, der das Immunsystem stark angreift und es total runterfährt. Miriam wurde erklärt, dass an diesem Virus z. B. viele Aidspatienten gestorben seien. Diese Aussage war für Miriam nicht wirklich aufmunternd. Der Neurologe sagte nach dieser Information durch die Lungenärztin, sie solle sofort mit dem *Imurek* aufhören, und dürfe es auch nie wieder einnehmen!!! Er vermutete, dass der Virus bestimmt mit *Imurek* in Verbindung stand.

Baff, somit wurde ihr der damalige Strohhalm, die Hoffnung genommen! Wieder einmal war sie am Boden zerstört und weinte sehr viel.

Ihre Eltern waren in dieser für Miriam sehr schlechten Zeit im Urlaub gewesen. Bei jedem Telefonat mit ihnen riss sie sich total zusammen oder ihr Mann sagte ihnen, Miriam sei unterwegs oder schliefe, denn Miriam wusste von ihren Eltern, dass sie sofort nach Hause kämen und das genau wollte sie nicht. Sie waren sehr besorgt um sie und ihren Gesundheitszustand.

Es ging Miriam sehr schlecht in dieser Zeit, sie war total geschwächt. Ihr Mann fühlte jeden Morgen, ob sie noch warm war, denn sie hatte drei Tage nur geschlafen und vor Schwäche gestöhnt.

Besser aufgehoben wäre sie in einem Krankenhaus gewesen, aber da wollte sie nicht hin, sagte sie der Lungenärztin. Eigentlich verantwortungslos und leichtsinnig, denn Miriam ging es so schlecht, dass es nur echtes Glück - und bestimmt auch die Fürsorge ihres Mannes - war, diese Zeit lebend zu überstehen.

Es hatte etwa drei oder vier Wochen gedauert, bis sie sich wieder einigermaßen erholt hatte.

- 6 -

Drei Jahre nach Diagnosestellung bekam Miriam einen neuen Schub. Sie hatte das linke Bein etwas nachgezogen.

„Aha, das ist also MS", dachte sie bei sich und wurde sehr traurig.

Also, ab zum Neurologen, der sie in ein Krankenhaus mit einer Neurologischen Abteilung schickte. Dorthin, wo sie 1993 auch die gesicherte Diagnose mitgeteilt bekommen hatte. 5 mal 500 mg Cortison folgten. Abwarten war nun angesagt. Aber Geduld hatte sie in Bezug auf die MS eigentlich keine.

Da sie im Krankenhaus Krankengymnastik angeboten bekam und ihr auch weiterhin eine Krankengymnastik verschrieben wurde, suchte sie sich, schweren Herzens, eine Praxis in der Nähe ihres Wohnortes aus.
Ein Rezept bekam sie ohne Probleme, da sie ja jetzt chronisch krank war.
Miriam hatte einmal die Woche Krankengymnastik verschrieben bekommen. Beim ersten Mal fühlte sie sich gar nicht wohl in ihrer Haut und hatte auch etwas Angst davor. Ihre Therapeutin dort war hoch-schwanger und sagte ihr auch gleich, dass das nächste Mal eine Schwangerschaftsvertretung da sein werde.

Beim nächsten Termin war dann die Vertretung da. Als Miriam sie sah, war ihr erster Gedanke: "Oh je, Schwester Rabiata! Was die sagt, muss ich machen. Wenn sie zu mir sagt: *„Die Übung machst du zehnmal"* und ich eigentlich nach dem achten Mal schon kaputt bin, muss ich die Übung aber noch zweimal machen". So einen Respekt hatte sie vor ihr. Aber als sie die Therapeutin, Astrid, besser kennenlernte, war ihre Angst total verflogen. Miriam merkte dann auch, dass alles, was sie machte, machen sollte, nur zu ihrem Besten war, und sie Pausen machen konnte wann immer sie eine brauchte. Miriam verstand sich super mit Astrid. Und sie hat auch gemerkt, dass sie mehr schaffte als sie gedacht hatte.

Heute ist sie noch bei ihr in Behandlung, und im Laufe der Zeit hat sich die Patienten-Therapeuten-Beziehung zu einer Freundschaft entwickelt. Es waren ein Paar Praxiswechsel nötig gewesen, bis Astrid sich endlich selbstständig machte.

- 7 -

Mittlerweile waren Miriam und Michael verheiratet, da kam natürlicherweise auch der Gedanke an ein Kind auf.
So fragte sie ihren Neurologen einmal nach einer Schwangerschaft, denn sie wollten gerne ein Kind haben. Er sagte, sie solle doch noch etwas warten, schließlich wäre sie ja noch jung mit zweiundzwanzig.
Miriam lass dann auch endlich in jenem Buch über MS, welches sie sich nach Diagnosestellung sofort gekauft hatte. Jetzt fing sie richtig an, sich schlau zu machen über ihre Krankheit. Sie hatte jetzt auch den Wunsch verspürt, andere Leute mit der Erkrankung kennen zu lernen. Zu sehen, wie Andere mit der MS umgehen und leben. So suchte sie eine Selbsthilfegruppe in ihrer Stadt auf.

Zu diesem Zeitpunkt wurde gerade eine neue Gruppe gebildet, mit Jüngeren und neu Erkrankten. Was für Miriam genau passend war.

Die Angst war natürlich ihr Begleiter. Was, bzw. wer erwartete sie dort? Rollstühle, Rollatoren, Stöcke und was es halt alles so an Hilfsmitteln gibt, dachte sie. Sie dachte, dass dort alles vertreten sein würde. Die MS halt, nicht die Personen. Als sie dann dort war, die Leute gesehen hatte, wurde ihre Angst auf einmal weggeweht. Alle waren NORMAL, nett, einfach natürlich. Sie war mit Abstand die Jüngste dort, aber das war für sie kein Problem. Die Gespräche taten richtig gut, und jeder wusste wovon man sprach. Ohne "Wenn und Aber" verstand man sich, ohne sich oder die Krankheit über die Maßen erklären zu müssen. Denn man saß ja im gleichen Boot. Das Alter oder das Geschlecht waren egal. Sie fühlte sich nach dem Treffen richtig losgelöst und befreit von ihren Ängsten.

Puh, geschafft. Zu Hause fühlte sie sich dann einfach glücklich. Denn siehe da, sie war nicht mehr allein mit der Erkrankung - was sie erst gedacht hatte: Es gibt nur sie mit MS. Sie ging fast regelmäßig zu den Treffen.

Dort hatte sie auch gleich eine Freundin, die so ähnlich „tickte" wie sie, gefunden. Zusammen haben sie, mit ihren Partnern, auch Einiges unternommen. Viel haben sie gelacht, auch über sich selbst. Miriam fühlte sich richtig losgelöst und hatte bewusst gemerkt wie schön es ist, nicht mehr allein mit der MS zu sein.

Das soll aber nicht heißen, dass sie mit "Gesunden" nicht lachen konnte.

Einmal wurde vom MS-Kreis eine Fahrt nach Borkum angeboten, zu einem erschwinglichen Preis. Miriam und Michael, ihr Ehemann, sind auch gerne mitgefahren, da sie sich mit vielen aus der Gruppe gut verstanden hatten.

Dort machte sie auch die erste Berührung mit einem Rollstuhl. Mit einem Ehepaar aus der Gruppe sind sie über die Dünen spazieren gegangen. Die Ehefrau hat selbst MS und fährt solche Strecken im Rollstuhl. Nach einiger Zeit, Miriam war schon etwas erschöpft, bot die Frau, Edda hieß sie, ihr an, jetzt mal zu tauschen. Also, sie wolle mal etwas laufen, und Miriam solle sich mal mit dem Rollstuhl fortbewegen. Die Leute auf der Passage, wo sie mittlerweile wieder angekommen waren, blieben stehen und schauten total verstört, als Edda aus dem Rollstuhl stieg und Miriam sich dann hineinsetzte. Diese Blicke waren einfach nur schön für sie, sie konnten köstlich darüber lachen. Heilung und Erkrankung auf einmal.

Edda erzählte ihr dann auch, dass sie mit einer Bekannten, die auch MS hat, einmal mit Rollstuhl in eine Disco gefahren sei. Dort seien sie dann aufgestanden und hätten getanzt! Wären sie nämlich dorthin gelaufen, hätten sie nicht mehr tanzen können, kräftemäßig. Daran sieht man, ein Rollstuhl ist wirklich ein HILFSMITTEL, der die Lebensqualität steigert.

- 8 -

1996 kam *Betaferon*, ein Medikament zum Subkutanspritzen (unter die Haut) auf den Markt, das die Schubrate und die Schwere der Schübe mindern sollte. Miriam hatte damit begonnen, sich alle zwei Tage zu spritzen. Somit hing sie nun an der Nadel ;-))

Ein halbes Jahr später wurde *Avonex*, der gleiche Wirkstoff, aber anders verabreicht, in Deutschland zugelassen. Nur noch einmal die Woche spritzen. Yeah!!! Aber dafür in den Muskel. Naja, das hat sie dann auch noch gelernt, weil sie gerne unabhängig von einem Arzt ist, und lieber selbst bestimmt wann und wie sie spritzt. Das Spritzen machte sie zu einer richtigen Zeremonie, keiner durfte im Zimmer sein. Sie setzte sich mit ihrem Medikament und dem Zubehör ins Wohnzimmer und bereitete alles in Ruhe zum Spritzen vor. Erst wurde noch alles selber gemixt, die Flüssigkeit in den Wirkstoff, ein Pulver, welches leicht in der Spritze gerührt wurde, dann die Überwindung zum Spritzen finden. Los geht's. Erst abmessen wohin sie spritzten konnte in den Oberschenkel, dann mit der Nadel im Bein schauen ob Blut kommt oder Luft, falls Blut kommt, alles neu machen. Nee, nee, dachte Miriam bei sich, nicht mit mir. Sie hat gespritzt, auch wenn Blut kam. Denn die Überwindung finden, sich noch einmal zu spritzten, konnte sie sich nicht vorstellen, lieber eine Woche mit einem Bluterguss rumlaufen.

Am Anfang, abends spritzte sie, hatte sie noch keine Nebenwirkungen davon gehabt. Die setzten erst nach einem halben Jahr in Form von grippeähnlichen Symptomen ein. Muskelschmerzen, Fieber und Schüttelfrost. Also vorm Spritzen eine Paracetamol und später dann noch eine einnehmen, hieß es. Den Rest "verschlafen".

- 9 -

Ihre Ausbildungszeit war inzwischen vorbei, leider wurde in ihrem Lehrjahr niemand übernommen. Also nicht nur sie mit MS, sondern alle mussten gehen. Oh je, arbeitslos, der Gedanke, mit der MS etwas Neues zu finden, war seltsam und erschreckend.

Nun hatte sie leider auch Zeit zum Nachdenken, über ihre Krankheit und ihr weiteres Leben. Sie musste aufpassen, dass sie keine Wut auf ältere, gesunde Menschen entwickelte, oder dass sie ihnen gegenüber vielleicht sogar ungerecht wurde. Stimmungsschwankungen, Wut und Zorn auf alles und Jeden kam auch immer mal wieder hoch, denn zwischendurch hasste sie sich einfach nur selbst. Die Frage nach dem "**Warum**", warum ich, nicht irgend Jemand anderes, warum jetzt, warum MS, stellte sie sich unter Tränen auch einige Male. Es gibt doch so viele böse und schlechte Menschen auf dieser Welt, die es doch eher verdient hätten, krank zu sein. Doch auf diese Frage bekam sie NIE und von Keinem eine Antwort! Sie fühlte sich einfach vom Leben ungerecht behandelt.

- 10 -

Im Sommer 1996 ist Miriam mit ihrem Mann in Urlaub geflogen.
Kurz nach der Diagnose MS hatte sie geheiratet, am 25.03.1994 genauer gesagt. Einen sehr lieben, verständnisvollen Mann, der sie trotz der Krankheit bedingungslos liebt. Er heißt Michael und ist fünf Jahre älter als sie. Er sieht gut aus und ist sehr lieb. Er hat braune Augen und wie sie braune Haare, die bei ihm aber schon etwas mit Grau meliert sind.

Die Reise ging nach Amerika, zur Verwandtschaft von Miriam. Vier Wochen wollten sie bleiben. In den Yellowstone-Nationalpark sind sie gefahren und haben dort den Geysir *Old Faithful* gesehen. Auch in Chicago waren sie. Wahnsinn, die vielen Wolkenkratzer dort, hatte sie gedacht. Sehr viel haben sie unternommen.

Bei der ganzen Urlaubsfreude hatte sie vergessen können, dass sie krank war. Das Leben war wieder schön und lebenswert. Doch der Urlaub ging leider vorüber und Miriam war sehr traurig, denn sie wäre gerne in Amerika geblieben, für immer. Einen Job hätte sie auch bekommen können, als Dolmetscherin

in der Mayo Klinik. Aber ihr Mann machte ihr klar, dass doch alle, ihre ganze Familie, in Deutschland seien. Miriam meinte nur dazu: "Wenn sie mich sehen wollen, können sie doch alle nach Amerika zu Besuch kommen."
Aber die Vernunft siegte.

- 11 -

Zu Hause holte der Alltag sie sehr schnell zurück auf den Boden der Tatsachen.
Das Arbeitsamt schickte sie in einen Kurs zur Auffrischung ihres Berufs. „Haha", dachte sie, "ich komme doch gerade erst aus der Berufsschule."
Widerwillig ging sie dort hin. Doch siehe da, nach kurzer Zeit konnte sie in einem Unternehmen ein Praktikum machen. Denn über den Kurs wurde sie vom Arbeitsamt vermittelt.

Sie bekam einen Jahresvertrag. Miriam wurde angestellt als Abteilungsleiterin in Herrenmode, ihrem Wunschgebiet. Aber das hieß auch, Verantwortung übernehmen, Stress und den Überblick nicht verlieren. Ihr dortiger Chef wusste zunächst noch nicht, dass sie krank war. Was aber rechtens so war, denn sie musste von sich aus nicht sagen, das sie eine chronische Erkrankung hatte, nur wenn sie gezielt danach gefragt wird, muss sie die Erkrankung nennen. Sie hatte sich vorab gut darüber informiert.

Bis ihr Chef einmal mit ihrem vorherigen Vorgesetzten gesprochen hatte, der ihm erzählte, dass sie MS habe, wusste dieser noch nichts darüber. Nach dem Gespräch sagte er zu Miriam, dass es wohl besser wäre, wenn sie einen Tag in der

Woche weniger arbeiten würde. Worüber sie im ersten Moment sehr glücklich war.

Doch dann nahm das Schicksal seinen Lauf.

Der Chef machte ihr das Leben zur Hölle. Er hielt ihr immer wieder die schlechten Verkaufszahlen vor. Tag für Tag. Und dann noch der Ordertermin dazwischen. Wow, einfach nur stressig.

Das hieß natürlich, dass sie einen neuen Schub bekam. Sie ist schlecht gelaufen und das Gleichgewicht war gestört. Sie hat sich insgesamt nicht wohl gefühlt in ihrer Haut. Das hieß: wieder mal zum Neurologen, Cortison nehmen und ruhen, auch weinen musste sie natürlich wieder. Der Hausarzt schrieb die Krankmeldung für die Zeit. Miriam bemühte sich, sich auszuruhen, was unter so einer Ladung Cortison, das sehr aufputscht, gar nicht leicht war.

Ein paar Tage darauf erhielt sie per Einschreiben den Bescheid, dass ihr Jahresvertrag, der noch etwa zwei Monate dauerte, nicht verlängert werden würde.
Da sie sowieso nicht mehr glücklich an diesem Arbeitsplatz war, war sie eher froh als traurig über diese Nachricht. Sie sagte daraufhin ihrem Arzt, dass er sie bitte bis zum letzten Tag ihres Arbeitsverhältnisses krank schreiben solle, denn sie wollte nicht einen Tag mehr zu ihrer Arbeitsstelle gehen. Er machte es natürlich auch.

Frei fühlte sie sich jetzt.

Aber wie sollte es nun weitergehen? Sie war doch noch so jung. Gerade mal 22 Jahre alt. Mmh, arbeitslos wollte sie doch auch nicht sein. Aber den ganzen Tag in einem Geschäft stehen, konnte sie sich mit MS auch nicht für ewig vorstellen. Das hieß also, eine Umschulung zur Bürokauffrau machen.
Der für die Umschulung zuständige Gutachter hatte erst gedacht, sie sei wegen einem Gutachten zum Rentenantrag da. Nein, sie wollte doch umschulen, arbeiten. Wie konnte er nur denken, dass sie mit Anfang 20 in Rente gehen wollte?

Über Beziehungen ihrer Schwiegermutter, eine sehr liebe und gute Frau, fand sie auch ziemlich schnell eine Ausbildungsstelle in einem Industrieunternehmen. Sie kam in eine Schnellläuferklasse in der Berufsschule, da sie ja schon eine Ausbildung hatte.

Alles gut, sollte man meinen. Miriam machte sich aber leider immer wieder Gedanken wegen ihrer MS: "Schaffe ich das alles ohne Schub, hoffentlich werde ich nicht krank" und so weiter. Ihr Kopf war voll mit Sorgen.

Dann bekam sie Durchfall, mit etwas Blut und Bauchkrämpfen. Als alle Hausmittel und sonstige Medikamente gegen Durchfall nichts halfen, überwies ihr Hausarzt - mittlerweile ein anderer - sie zu einer Darmspiegelung ins Krankenhaus. Miriam wurde stationär aufgenommen wegen Verdacht auf Blinddarmentzündung. Doch bei der Spiegelung kam dann eine chronische Darmentzündungskrankheit, Colitis Ulcerosa, heraus. Diese Erkrankung ist meist auf Stress und psychische Belastungen zurückzuführen. Schon bei dem Wort "chronisch" fühlte sie sich wie erschlagen. "Hört das Pech, das Unglück, denn nie auf?", fragte sie sich und weinte. "Was soll ich denn jetzt bloß machen?"

Nach zwei Wochen Krankenhaus und Cortison ging sie mit einem schlechten Gefühl zu einem Rentenbeauftragten. Der Mann war sehr nett zu ihr. Denn es war bestimmt selten, dass er es mit einer jungen, netten und gut aussehenden Frau zu tun hatte. Er half ihr bei den vielen komplizierten Formularen des Rentenantrages.

Einige Wochen später wurde sie zu einem Gutachter geschickt. Zum Glück war es der gleiche wie bei der Beantragung der Umschulung. Er sagte ihr, dass er das vorherige Gutachten etwas verschlimmern wird und dann hatte er noch einfach so ein wenig mit ihr geredet.

Nach einiger Zeit erhielt sie dann den befreienden, aber auch gleichzeitig niederschmetternden Bescheid, dass sie ab 1. Mai 1998 für elf Monate berentet werde.

Also ging sie mit 23 Jahren in Rente.

Wenn man sie gesehen hat, sah man ihr die MS noch gar nicht an. Sie benutzte noch keine Hilfsmittel und konnte auch noch ein paar Kilometer laufen. Was anfangen mit der vielen Zeit jeden Tag, dachte Miriam. Denn es ist bestimmt nicht einfach, nur noch zu Hause zu sein. Die Gefahr, sich nutzlos und überflüssig vorzukommen, ist nicht von der Hand zu weisen. Es fiel ihr auch nicht leicht sagen zu müssen, dass sie schon mit 23 berentet ist. Also das Beste daraus machen, sagte sie sich. Den Mut nicht verlieren. Denn Miriam ist doch eigentlich ein lebenslustiger Mensch, und sie hat doch jetzt alle Zeit der Welt. Diese Zeit nutzte sie auch gerne mal zum Puzzeln, was ihr Hobby war. Am liebsten 1000 Teile. Sie hatte schon so einige Puzzles gemacht, die sie auch aufgehängt hatte.

Im Frühjahr des nächsten Jahres machte sie mit ihrem Mann eine von ihren Eltern geplante Reise nach Jordanien und Israel mit. Ihre Mutter, eine christliche Palästinenserin, die gebürtig aus Bethlehem kommt, spricht natürlich auch noch Arabisch, was dort ja von Vorteil ist. Es war sehr schön dort, sie haben sehr viel gesehen. Eine Nacht übernachteten sie in der Wüste Wadi-Ram in einem großen Zelt, mit einigen Schlafmöglichkeiten. Jordanien hat echt viel zu bieten.

In Petra gab es auch sehr viel Interessantes und Bemerkenswertes zu sehen. Zuerst hatte sie überlegt, auf einem Pferd zu dem Palast - oder besser gesagt zur Stadt - zu reiten, aber dann ist sie doch hinunter gelaufen, durch eine Steinschlucht, worüber Miriam im Nachhinein froh ist.

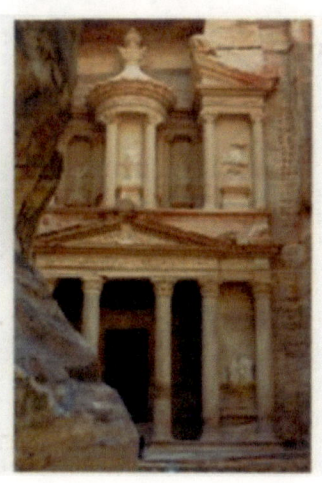

Oh wow, kein Wunder, dass Petra als „Achtes Weltwunder" gehandelt wird.

Dann ging es nach Israel weiter, Eilat am Roten Meer. Wunderschön. Von den Temperaturen war es dort sehr angenehm. Geschwommen sind sie dann natürlich im Roten Meer.

Zum Toten Meer fuhren sie anschließend auch noch. Echt interessant, einfach auf das Wasser legen, dann bleibt man automatisch darauf liegen.

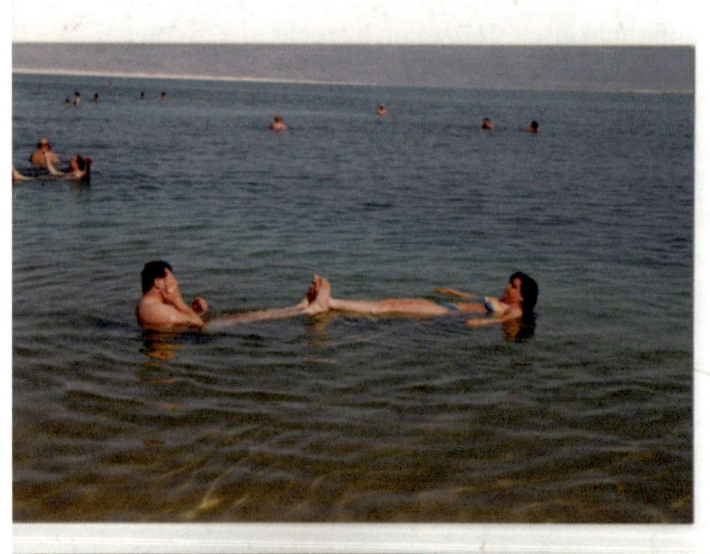

Miriam kannte das schon von früher, als sie mit ihren Eltern dort war. Aber damals war sie ja noch ein Kind gewesen.

In Bethlehem hatten sie ein Grillfest mit allen Reiseteilnehmern bei der Schwester ihrer Mutter gemacht. Es war sehr harmonisch mit allen gewesen. Miriam und Michael hatten sehr viel Spaß gehabt. Endlich hatte sie sich wieder mal richtig wohl gefühlt und von Herzen gelacht.

Gut erholt kamen sie nach Hause zurück. Sie fühlte sich einfach nur gut.

- 14 -

Zwischendurch kam immer wieder der Gedanke an ein Kind. Doch irgendwie konnte sie den Mut dafür nicht aufbringen. Sie hatte Angst, mit dem Medikament, welches die MS aufhalten sollte, aufzuhören.

Langsam schlich sich der Alltag wieder ein. Und sie verspürte wieder Langeweile aufkommen. Ihr Mann besorgte ihr daraufhin einen Minijob.
Sie hatte an der Kasse in einem Baumarkt gearbeitet. Nach Einführung in das Betriebsverfahren und Bestimmung ihrer Arbeitszeiten fing sie glücklich an, dort zu arbeiten. Es machte Miriam auch Spaß im Unternehmen. Endlich hatte sie wieder was zu tun, und Kollegen an ihrer Seite, sie fühlte sich einfach nicht mehr nutzlos.

Die Freude war aber leider nicht von langer Dauer. Es war ihr zu heikel mit der Rente geworden, und den Problemen, die dadurch auf sie zukommen könnten, Fragen nach Arbeitsstunden am Tag, stehend oder sitzend und so weiter. Also beendete sie diesen Job, und verbrachte die freie Zeit lieber unbeschwert zu Hause. Zeit für Gedanken hatte sie ja jetzt wieder genug.

Sie sprach mit ihrem Neurologen über einen Aufenthalt in einer MS-Klinik. Er war geteilter Meinung darüber, denn Miriam ging es ja noch ganz gut. Aber in so einer Klinik sind auch Andere, schwerer Betroffene. Da sie aber gut mit ihrer Erkrankung klar kam, gab der Arzt grünes Licht, und schrieb ihr eine Einweisung in eine Klinik in ihrer Nähe.

Dort traf sie natürlich auf die besagten anderen Fälle, mit denen sie aber gar keine Probleme hatte. Denn auch im Rollstuhl ist man noch eine vollwertige Person. Schließlich sind es doch auch Menschen, und zwar sehr lustige und nette sogar. Sie hatte dort eine Menge Spaß mit den anderen Patienten, auch der Erfahrungsaustausch war sehr von Bedeutung. Denn kein Arzt oder eine Krankenkasse kann einem so viele Ratschläge zum Leben geben wie selbst betroffene. Sehr viel gelacht und Freude hatten sie gemeinsam gehabt. Da in der Klinik zu der Zeit gerade eine Station umgebaut wurde, kam sie - als Fußgängerin - in ein Nebengebäude. Das tat ihr auch sehr gut, denn sie lernte dort eine andere MS-Patientin kennen, mit der sie sich gut verstanden hatte. Zusammen haben sie viel unternommen und auch sehr viel Spaß gehabt. Es war insgesamt eine schöne, erholsame Zeit.

Wieder zu Hause, hatte Miriam nur noch Nebenwirkungen von *Avonex*. Sie setzten am Schluss schon 30 Minuten nach dem Spritzen ein. „Kein Bock mehr darauf", sagte sie sich. Da sie schon länger mit dem Gedanken spielte, ein Kind zu bekommen, war jetzt der richtige Moment gekommen, diese Entscheidung zu treffen, fand sie. Sie sprach mit ihrem Mann darüber und machte dann einen Termin bei ihrem Neurologen. Diesmal wollte sie sich nicht damit abspeisen lassen, „Warten Sie noch" oder Ähnliches. Warten worauf, bis sie zu alt oder zu sehr erkrankt war?! Zusammen gingen sie dann zu ihrem Arzt. Der befürwortete erstaunlicherweise die Entscheidung einer Schwangerschaft, da es Miriam soweit ja noch ganz gut ging. Glücklich verließen sie die Praxis wieder.

Alle Zeiten sollten eingehalten werden, denn das Medikament sollte erst mal komplett aus dem Körper sein. Ein halbes Jahr besser komplett giftfrei sein.

Total losgelöst und befreit fühlte Miriam sich jetzt, ohne das Medikament.

Zwischendurch musste sie immer wieder die Rente verlängern lassen, da sie diese immer nur zeitlich begrenzt bekam. Sie konnte es nicht verstehen, denn die MS ist doch leider auch nicht zeitlich begrenzt!

- 17 -

Gemeinsam mit Michael und ihrer Mutter machte sie erneut eine Reise nach Palästina und Israel, um Miriams Oma in Bethlehem zu besuchen. Keiner wusste Bescheid über die geplante Schwangerschaft, das wollten Miriam und Michael lieber für sich behalten. Mit einem Taxi fuhren sie von dem Flughafen in Jerusalem nach Bethlehem.

Ihre Oma erwartete sie alle schon sehnsüchtig. Das Wiedersehen war sehr schön und gefühlvoll. Miriams Großtante, die Schwester ihrer Oma, war auch da. Ihre Tante, die Schwester ihrer Mutter, kam auch noch. Denn sie alle wollten die angekommene Verwandtschaft begrüßen und willkommen heißen.

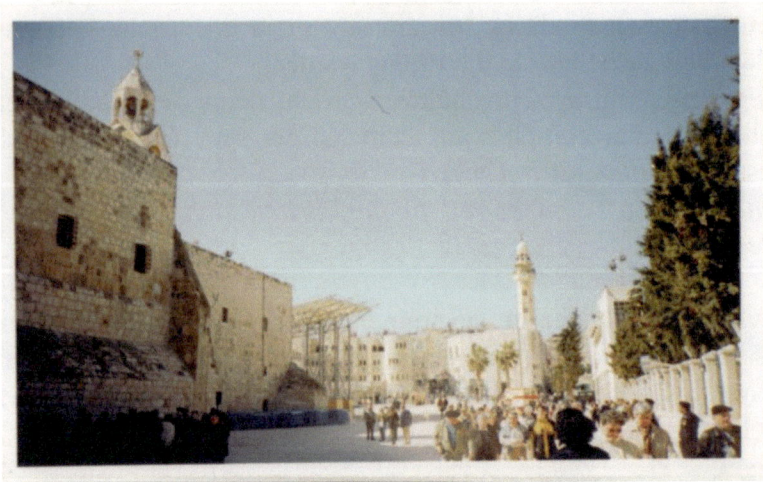

(Vorplatz der Geburtskirche)

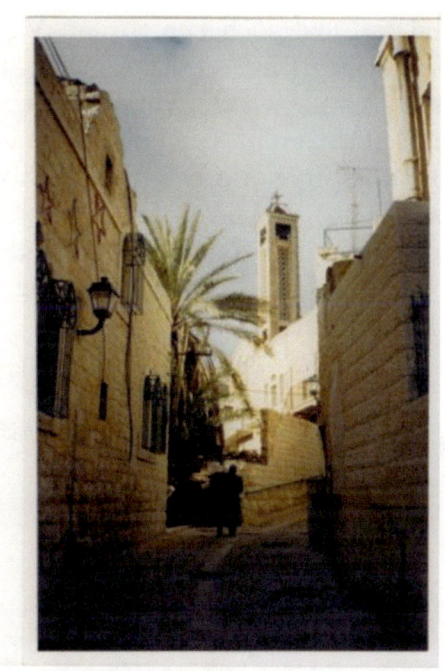

Nach kurzer Zeit hatten Miriam und ihr Mann sich ein Auto geliehen, um etwas ungebundener zu sein. Doch schon den nächsten Morgen sahen sie, dass man ins Auto eingebrochen hatte, eine Scheibe war eingeschlagen, Miriams Stock - ihre Gehhilfe, die sie mittlerweile für längere Strecken nutzte - war geklaut worden und man hatte auch versucht, das Autoradio zu stehlen. Was aber wohl missglückt war. Mist, dachten sie, jetzt werden wir nichts Besonderes erleben und sehen können in diesem Urlaub, da sie das Auto ja wieder abgegeben hatten. Den Stock hatte Miriam nur zur Sicherheit beim Laufen mitgenommen. Eigentlich brauchte sie keinen, aber Miriam dachte es eben.

Dann haben sie von jemandem dort gehört, dass eine Fahrt von Jerusalem für wenig Geld nach Ägypten angeboten wurde.

Super, dachten sie, und so haben sie ein Visum für Ägypten (weil es in Afrika liegt) in Jerusalem geholt, um mitfahren zu können. Durch Zufall waren Miriams Cousine und deren Familie in der Zeit auch dort, denn der Mann ihrer Cousine war zu der Zeit beruflich in Kairo beschäftigt. Das passte doch, so mussten sie sich keine Gedanken um die Übernachtungen oder Hotels machen. Zusammen mit Miriams Mutter fuhren sie mit einem Reisebus nach Kairo. Nach stundenlanger Fahrt sahen sie plötzlich die Pyramiden.

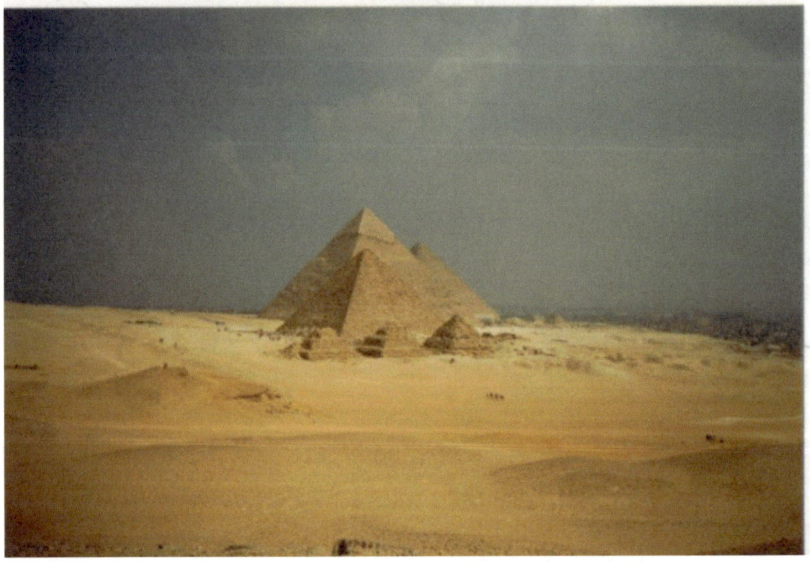

Atemberaubend war der Anblick.
Miriam hätte nie gedacht, dass sie das mal erleben würde, mit MS schon gar nicht.

Der Mann ihrer Cousine, Jabra, hatte sich Urlaub genommen für die Zeit ihres Aufenthaltes, und konnte so mit ihnen zu den Pyramiden fahren.

Wahnsinn, jetzt war Miriam trotz ihrer MS bei den Pyramiden, der Atem stockte ihr, als sie davor stand.

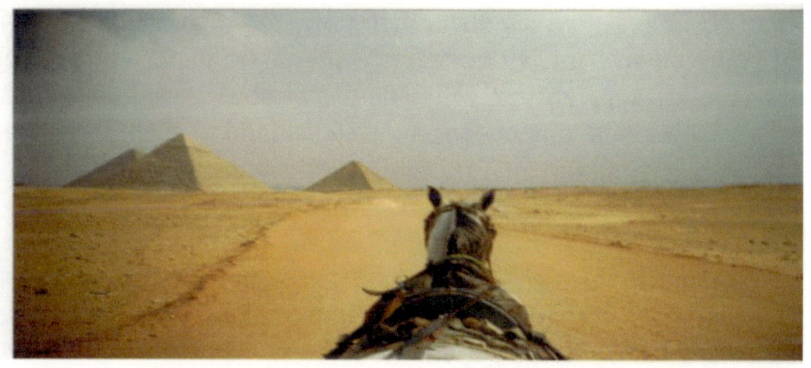

Mit einer Pferdekutsche fuhren sie durch den Sand von Pyramide zu Pyramide bis zur Sphinx.

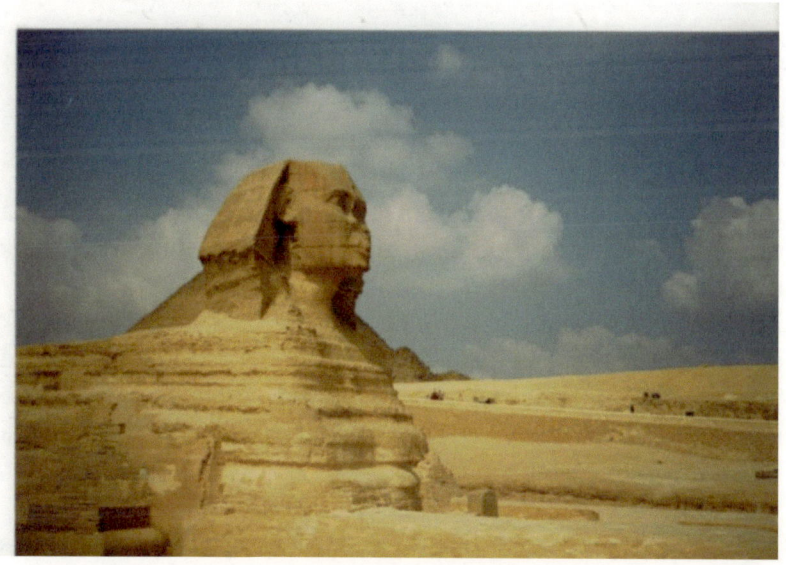

Echt Wahnsinn. Nie wäre es ihr in den Sinn gekommen, das alles einmal in Wirklichkeit zu sehen.

Eine Nilfahrt hatten sie auch noch unternommen. Doch die Zeit in Ägypten war im Nu vorbei, so fuhren sie dann, vollbeladen mit Eindrücken, zurück mit einem Reisebus - natürlich nicht vergleichbar mit einem Bus in Deutschland - nach Jerusalem und von dort mit einem Taxi nach Bethlehem.

Der Urlaub neigte sich dem Ende zu, so flogen sie wieder zurück nach Deutschland. Zu Hause berichteten sie voll Begeisterung von ihrem Urlaub und Miriam wurde bewusst, dass sie ihre MS einmal wieder total vergessen hatte. Schön war das Gefühl. Denn sie war doch noch ein normaler Mensch, der noch lebte und Spaß hatte, sie konnte noch von Herzen lachen und einfach mal lustig sein.

- 18 -

Im folgenden Jahr fuhr Miriam, mittlerweile trug sie ihre Haare etwas kürzer, noch einmal in die MS-Klinik, in der sie schon einmal war.
Mit einem Arzt sprach sie auch über ihren Kinderwunsch. Von der Klinik aus wurde dann der Antrag auf Immunglobuline, die in der Schwanger-schaft eingenommen werden können - aber noch nicht zugelassen waren für die MS-Therapie -, bei der Krankenkasse gestellt.

Nachdem sie wieder zu Hause war, verging einige Zeit, bis sie etwas von der Krankenkasse hörte.

Der Antrag wurde natürlich von der Kasse abgelehnt. Miriam war zunächst total enttäuscht darüber, denn das war doch das einzige Medikament, was man in der Schwangerschaft nehmen durfte, wie immer gesagt wurde. Geärgert hatte sie besonders, das überall stand, dass man bei einer Schwangerschaft die Immunglobuline nehmen könne. Als wäre es total einfach, das Medikament dann auch zu bekommen. Sehr niedergeschlagen hatte sie den negativen Bescheid aufgenommen, denn die Angst vor einem neuen Schub saß ihr im Nacken.

Aber trotz allem wollte sie den Schritt einer Schwangerschaft wagen. Mit Hilfe eines Sozialrechtschutzes legte sie Widerspruch gegen den vorliegenden Bescheid ein.

- 19 -

Zum Millennium, 1999/2000, waren sie über Weihnachten und Silvester mit noch zwei anderen Pärchen nach Holland gefahren. Da ja noch keine Schwangerschaft vorlag, konnte sie ja auch mittrinken. Sie hatten zusammen eine schöne, unbeschwerte Zeit verlebt und das neue Jahrhundert, bzw. Jahrtausend, willkommen geheißen.

Das halbe Jahr Körperreinigung war zwar schon etwas her, aber sie war immer noch nicht schwanger, deswegen hatte sie schon gedacht, dass es wohl eh nicht mehr klappen würde mit der geplanten und gehofften Schwangerschaft. Die Überlegung, wieder mit einem neuen Medikament anzufangen, war auch nicht fern. Aber erst mal ging es ihr gut, so wurden alle Gedanken an MS, Schwangerschaft und Medikamente bei Seite geschoben.

Einfach nur Leben und genießen.

Nach einiger Zeit sagte ihr ein inneres Gefühl: „Es ist soweit" - denn ihr Körper und ihre Hormone hatten sich verändert. In der Apotheke holte sie sich dann den erlösenden Schwangerschaftstest. Der bestätigte ihr Gefühl. **Schwanger!!!**

- 20 -

So begann die wahrscheinlich schönste Zeit Ihres Lebens.

Am Abend erzählte sie ihrem Mann von dem positiven Schwangerschaftstest. Michael war auch total glücklich. Aber bestimmt auch voll beladen mit Gedanken...

Nach dem Termin bei einem Frauenarzt stand ihre Schwangerschaft endgültig fest. In einem Buch über Schwangerschaft las sie dann immer über die noch nicht spürbare Entwicklung ihres Kindes.

Leider bekam sie in der 11. Schwangerschaftswoche einen Schub. Tränen erfüllten die Zeit bis zum Neurologen. Er schlug ihr dann vor, besser ins Krankenhaus zu gehen und dort mit den Ärzten über die Behandlung des Schubes in der Schwangerschaft zu beraten.

Gleichzeitig hatte ihre Mutter, die einen Bruder in einer bekannten, großen Klinik in den USA hatte, dort bei MS-

Spezialisten die Sache (die Einnahme von Cortison in der Schwangerschaft) abklären lassen.

In der Klinik wurde ihr nahe gelegt, trotz Schwangerschaft 5 mal 500 mg Cortison einzunehmen. Na gut, sie hatte ja auch noch keine Kindsbewegungen gespürt, aber trotzdem schon eine innere Bindung zu dem Kind aufgebaut. Also hatte sie dann zugestimmt, Cortison zu nehmen. Es war ja alles abgeklärt.

Nach der Cortisongabe hatte sich alles, ihre Gehstrecke und ihre Ataxie, Koordinationsstörungen, wieder gebessert. Es war also richtig gewesen. Der Frauenarzt hatte bei der Untersuchung mit dem Ultraschall auch alles als gut bestätigt.

Trotz alledem ließ sie sich einen Rollstuhl von ihrem Arzt verschreiben - natürlich etwas breiter, da sie ja schwanger war, denn sie wusste ja nicht, welche Probleme nach der Entbindung noch kommen könnten, man hat ja doch schon des häufigeren gelesen, das viele Frauen nach der Geburt einen starken Schub bekamen.

Die Tür, die Miriam nach der Diagnosestellung gesehen hatte, kam näher und sie ging fast unmerklich durch sie hindurch. Auf einmal öffnete sich Einiges in ihrem Leben.

Sie merkte plötzlich, dass sie viel bewusster lebte. Dass sie die Blumen im Garten, auf der Wiese, noch nie als so schön empfunden hatte. Auch die Sonne schien viel schöner, und direkt in ihr Herz hinein.

Das Leben ist doch schön!!

Endlich konnte sie auch über SICH reden.

Als ich zum ersten Mal die Herztöne meines Kindes hörte, stiegen mir Tränen des Glücks in die Augen. Es war ein unglaublich schönes Gefühl, dass in meinem Körper noch ein anderes Herz neben meinem schlug. Einen Mutterpass bekam ich dann natürlich auch noch überreicht. Wow, war ich stolz. Mittlerweile war ich 26 Jahre alt, oder besser gesagt jung.

Da ich ja jetzt die Bestätigung des Frauenarztes und mein erstes Ultraschallbild hatte, erzählten mein Mann und ich es auch freudig unseren Eltern. Sehr erfreut über unsere Nachricht waren sie, denn nie hätten sie gedacht, dass ich mit MS ein Kind bekommen würde. Auch Michaels Oma war erfreut, denn nun wurde sie zu einer Ur-Oma.

Leider bekam ich, obwohl man in der Schwangerschaft angeblich keinen bekommt, erneut einen Schub. Das Laufen war nicht so gut, und das Gleichgewicht war auch betroffen. Mist. Nach vielen Abklärungen hab ich dann im Krankenhaus Cortison bekommen. Ich habe es aber mit mir abgewägt, ich wollte ja für mein Kind da sein. Gut laufen können gehörte für mich auch dazu.
Es war eine schwere Zeit für mich. Mein Mann war auch sehr ängstlich bei der Entscheidung. Naja, kurz nach der Gabe hatte sich alles wieder beruhigt. Mir ging es gut.

Nach Ostern sind wir dann zum Wohnwagen meiner Eltern nach Holland gefahren.
Mittlerweile war ich in der 20. Schwangerschaftswoche.
Dann, die erste Kindsbewegung, die ich bewusst wahrgenommen hatte. Ein wahnsinnig tolles Gefühl.

Doch nach der Sonne kommt oft der Regen!!

Eine Nierenbeckenentzündung hatte ich mir im Urlaub leider zugezogen. Fieber und alles, was dazu gehört. So fuhren wir zurück nach Hause. Der Vertretungsarzt meines Hausarztes sagte nach einer Urinkontrolle, ich müsse ein Antibiotikum einnehmen, was ich trotz Schwangerschaft nehmen konnte.
Zu Hause hab ich natürlich mal wieder geweint!! Mein Mann war mir in dem Moment leider auch keine große Stütze. Ganz im Gegenteil. Er sagte das, was ich selber dachte:
"Was soll nur aus dem Kind werden, erst Cortison, dann auch noch Antibiotika!"
Oh Mann, war ich fertig. Einfach nur verzweifelt. Doch auch diese Zeit ging vorüber.

Und danach fing das wirklich Schönste für mich an. Unser Kind entwickelte sich im meinem Bauch super. Ich war, glaube ich, die stolzeste und glücklichste schwangere Frau!!!! So hab ich mich jedenfalls gefühlt.

- 22 -

Vor der Schwangerschaft hatte ich Immunglobuline bei der Krankenkasse beantragt, die abgelehnt wurden. Der Widerspruch wurde dann auch noch abgelehnt. Mittlerweile war ich auch schon schwanger und dadurch sehr „nah am Wasser gebaut". Die Traurigkeit hatte mich also wieder. Diesmal zum Glück nur kurz, da ich doch schon schwanger war und somit nicht mehr nur an mich denken konnte.

Ich wollte eigentlich keine Fortsetzung des Verfahrens wegen den Immunglobulinen, doch die Klage hatte ich trotzdem noch eingereicht über meinem Sozialrechtschutz.
Ich hatte mich noch zu einer Studie beworben, die schwangere MS-lerinnen suchten, für die Gabe von Immunglobulinen. Leider wurde ich wegen meiner Darmerkrankung abgelehnt. Natürlich wieder Tränen! Ich hab gedach: „Ohne dieses Medikament werde ich das nicht schaffen", also hab ich weiter darum gekämpft. Es wird doch immer und überall gesagt, dass man die Immunglobuline nehmen könne in der Schwangerschaft. Es hörte sich leider auch so an, als wäre es ganz einfach, sie zu bekommen, da es ja wohl das einzige war, das man in der Zeit der Schwangerschaft nehmen konnte. Doch so leicht war es aber nicht. Gekämpft hab ich mit meinem Sozialrechtschutz bis letztendlich vor Gericht, wo ich dann mit meinem Mann und unserem Kind saß. Da sieht man mal, wie lang sich das hingezogen hat. Doch am Ende hab ich gedacht, zum Glück hab ich es nicht bekommen, denn siehe da, es geht auch ohne.

- 23 -

In der Schwangerschaft habe ich mir nicht sagen lassen, ob es ein Mädchen oder ein Junge wird. Ich bin davon ausgegangen, dass es ein Junge werden würde, und fast alle haben mir den

Gedanken bestätigt. Die bekannten Voraussagungen, „wenn die Mutter ihr Aussehen behält, oder hübscher wird, wird's ein Junge, denn Mädchen klauen der Mutter das Gesicht". Oder „bleibt die Mutter schlank und trägt den Bauch nur nach Vorn, wird es ein Junge". All dies traf auf mich zu. Gewünscht hab ich mir ein Mädchen, denn den Namen hatte ich schon. Die Schwangerschaft war sehr schön für mich, obwohl ich bis zum Schluss die Übelkeit hatte.

Im Sommer hatte ich draußen gesessen und meinen runden Bauch in die Sonne gehalten, dann hab ich über den Bauch gestreichelt und mit meinem Kind darin gesprochen. Ich hab meinem noch ungeborenen Kind gesagt, als die Sonne schön auf mich schien, das ist die Sonne, die gerade auf uns scheint und es so schön warm macht. Die Vögel pfeifen schön für uns, die Schmetterlinge fliegen zu den Blumen, die in allen möglichen Farben blühen im Garten.

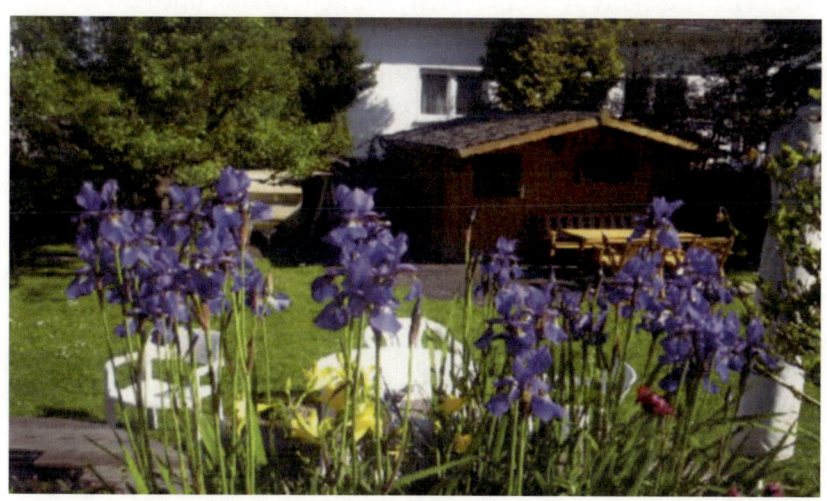

Die Kindsbewegungen in mir erfreuten mich immer wieder. Ein tolles Gefühl.

Der Bauch wurde immer dicker, und die Bewegungen darin immer deutlicher. Meine Haare trug ich mittlerweile noch etwas kürzer, damit ich nicht mehr so viel Arbeit mit ihnen hatte.

Ich hab mich über jede Ultraschalluntersuchung beim Arzt gefreut, die Entwicklung unseres Kindes zu sehen war schon enorm.

- 24 -

Dann kam der Oktober und meine Schwangerschaft näherte sich dem errechneten Geburtstermin.

Eines Nachts wurde ich wach, und alles deutete darauf hin, dass es bald los geht mit der Geburt, denn ich hatte Fruchtwasser verloren. Aufgeregt weckte ich meinen Mann und sagte ihm, dass wir besser mal ins Krankenhaus fahren. Oh je, war ich aufgeregt. Schnell hab ich noch ein paar Sachen eingepackt, die Tasche sollte ja eigentlich im siebten Monat der Schwangerschaft schon gepackt sein, aber wie es halt so geht. Los ging es dann.

Im Krankenhaus wurde noch einmal ein Ultraschall gemacht, ob alles in Ordnung für die bevorstehende Geburt sei. Ich sollte dann mal noch etwas rumlaufen, Treppenhaus am besten. Aber die Wehen waren wie weggeblasen. Da ich Fruchtwasser tröpfchenweise verlor, musste es innerhalb der nächsten vierundzwanzig Stunden passieren.

Mein Mann konnte wieder nach Hause fahren, aber ich musste leider da bleiben. Der nächste Tag verlief dann eigentlich genauso wie der Abend davor. Ich ging ein paar Mal zum CTG (Wehenmessung), aber meistens war da kaum eine Wehe zu erkennen. Mein Mann kam am Mittag auch wieder zu mir ins Krankenhaus, er war auch sehr aufgeregt, merkte ich. Wie immer bekam ich auf meinem Zimmer Wehen, aber wenn ich dann zum CTG ging, war da nichts mehr. Ich hatte schon eine Hebamme gefragt, ob ich das wohl beeinflussen könnte mit den Wehen, da ich mir mittlerweile schon doof vorkam, aber sie beruhigte mich und sagte, dass ich das nicht beeinflussen könne.

Mit meinem Mann ging ich dann in das Café im Krankenhaus, bekam dort natürlich meine obligatorischen Wehen, woraufhin ich ihm sagte, dass wir bestimmt ein Mädchen bekommen werde, denn so gemein können doch nur Mädels sein. Nun ja. Wieder auf dem Zimmer war alles wie immer, Wehen, Gedanken und die gleichen Vorstellungen der Geburt. Da sich noch nichts getan hatte bis dahin, konnte mein Mann auch wieder nach Hause fahren. Die Hebamme sagte ihm, er solle noch etwas schlafen, denn die Nacht könnte lang werden. Also fuhr er heim und ich legte mich auch noch etwas ins Bett. Meine Zimmerkollegin bat ich, dass sie mich doch bitte so um zweiundzwanzig Uhr wecken solle, damit noch mal ein CTG gemacht werde.

Von alleine bin ich fast pünktlich wach geworden. Die Bettnachbarin, die mich wecken sollte, schlief tief und fest. Dann ging ich noch mal zum Kreissaal, bekam auf dem Weg dorthin natürlich auch wieder die typische Wehe, bei der ich mir auch nichts dachte. Also wieder mal an den Wehenschreiber. Oh, ich war ganz erstaunt, denn da waren auf einmal mehr Wehen zu sehen. Die Hebamme sagte mir dann, dass es jetzt bald wohl losgehen würde. Mann, war ich aufgeregt. Meine Fruchtblase war inzwischen auch endgültig geplatzt.

Meinen Mann ließ ich von der Hebamme anrufen, denn ich selbst hätte bestimmt vor Aufregung kein Wort rausbekommen. Als ich allein mit den Herztönen meines Kindes im Zimmer war, nahm das Schicksal seinen Lauf. Die Töne wurden langsamer und mit größerem Abstand, also betätigte ich aufgelöst den Alarmknopf. Jetzt ging alles sehr schnell. Plötzlich kamen viele Schwestern zu mir ins Zimmer und versorgten mich mit Sauerstoff und versuchten durch Verlagerung meines Körpers alles wieder in den Griff zu bekommen. Dadurch, dass ich total aufgelöst war und geweint hatte, bekam ich, beziehungsweise mein Kind, wohl nicht genug Sauerstoff. Ich fühlte mich so allein und hilflos. Dann beschlossen sie, einen Kaiserschnitt zu machen, und fragten mich, in dem Moment, in dem mir das Leben meines Kindes wichtiger war als mein eigenes, ob ich schon einmal eine Vollnarkose in der Zeit meiner MS Erkrankung bekommen habe und wie mir die bekommen sei. So ein Quatsch, mein Gedanke war doch einfach nur: Holt mein Kind!! Alles andere war doch gar nicht mehr wichtig für mich.

Der Arzt, der gerufen wurde, führte den Kaiserschnitt dann bei mir durch. In der Zwischenzeit war auch mein Mann angekommen, der dann nur noch die geschlossene Tür des OP sah. Sehr aufgeregt hörte er von einer Schwester, dass sie gerade einen Kaiserschnitt machen müssen bei mir. Kurze Zeit später war alles gelaufen, unser Kind, ein Mädchen, war da und ich wurde, schmerzerfüllt, in ein Zimmer im Kreissaal gebracht. Mein Mann sagte mir sehr lieb und stolz, dass wir ein Mädchen haben, doch ich hatte ganz fürchterliche Schmerzen, sodass ich mein Kind gar nicht wahrnehmen konnte. Nach der dritten Aufforderung und der zweiten Gabe eines Schmerzmittels habe ich endlich unser Kind, unser Glück, bewundern können. Das war ein unbeschreiblich schöner Augenblick, mein Kind, das ich noch nie gesehen habe, aber doch schon kannte, endlich vor Augen zu haben.

Nach etwas Schlaf am nächsten Morgen habe ich Mira, unsere Tochter, das erste Mal gestillt!! Es war noch nicht viel da, aber am Anfang ist das normal. Nach zwei Tagen war dann der richtige Milcheinschuss gekommen, ab jetzt war genug für sie da. Das war so ein schönes Gefühl für mich, so eine Innigkeit mit meinem Kind, die mich einfach verzauberte. Ich bekam sehr viel Besuch im Krankenhaus, alle wollten mir gratulieren und den neuen Erdenbürger willkommen heißen.

Nach ein paar Tagen holte Micha uns nach Hause. Endlich konnten wir zu dritt, als Familie, unser neues, beziehungsweise anderes Leben, führen. Gedacht hatte ich noch an die Ängste und Sorgen, die ich mir vor der Schwangerschaft gemacht hatte, Immunglobuline beantragen und und und. Dabei war doch alles gut, ich habe es auch ohne Medikation geschafft, worüber ich sehr glücklich bin. Da sagt man noch, die Pyramiden seien ein Weltwunder, aber wenn ich mir unser Kind ansehe, dann sag ich einfach nur: DAS ist ein Weltwunder.

- 25 -

Ich ging allein und kam zu zweit wieder. Wahnsinn, darauf mussten wir uns natürlich komplett umstellen. Nun waren wir eine richtige Familie.

Das Kinderzimmer war zwar mittlerweile fertig, aber es war schöner und praktischer, Mira im Stubenwagen bei uns im Schlafzimmer zu haben. Alles war schön, ich war total verzückt von meinem Baby, sodass die MS total ins Vergessene geraten ist.

Leider holte sie mich wieder ein: Wie man so oft lesen kann, bekam ich etwa sechs Wochen nach der Entbindung einen Schub. Total fertig ging ich zum Neurologen, nahm mal wieder Cortison, so musste ich auch besser das Stillen sein lassen. Doch wie von Gott bestimmt, rief mich einen Tag vor dem Arztbesuch eine Bekannte aus dem Geburtsvorbereitungskurs an und sagte mir, ich kann doch nach der Cortisongabe bestimmt weiter stillen. Denn das war mir das Schlimmste an der Sache, dass ich nicht mehr stillen dürfte, wo es doch gerade so gut klappt. Sie gab mir noch die Telefonnummer einer Stillexpertin, bei der ich mich direkt schlau machte. Also ging ich dann total losgelöst an meine Infusionen ran, denn nach etwa fünf Tagen könnte ich weiter stillen. Ich habe während der Infusionszeit die Muttermilch abgepumpt und verworfen, damit der Milchfluss in Gang gehalten blieb.

Es war für mich und unsere Tochter ein schönes Erlebnis, als ich sie endlich wieder anlegen konnte. Es war einfach nur schön, endlich im normalen Rhythmus weiterzumachen.

Mira entwickelte sich prächtig, der Zeit entsprechend. Zwischendurch dachte ich aber, dass sie das Laufen wohl nie lernen würde, da ich selbst ja auch nicht gut laufen kann. Aber alles Quatsch, denn sie entwickelte sich doch normal, unabhängig von mir.

Oft war ich draußen mit Mira, sie hat im Kinderwagen gelegen und geschlafen, ich saß am Rand des Gartenteichs meiner Eltern und schwelgte dann oft in Erinnerungen. Die Urlaube mit meinem Mann zum Beispiel.

Unsere Verlobung im Dezember 1993 in Bethlehem, die mein Opa noch vollzogen hatte, uns also die jetzigen Eheringe angesteckt hatte.
Mit einem Leihwagen sind wir ans Tote Meer gefahren. Am zweiten Weihnachtstag sind wir im Roten Meer geschwommen, während es in Deutschland gleichzeitig geschneit hatte, wie wir von unseren Eltern erfahren hatten. Egal, wir hatten es schön.

In Jericho haben wir selber Orangen gepflückt, mmh, waren die lecker, ein paar hatten wir auch mit nach Deutschland genommen. Eine schöne Zeit hatten wir dort verbracht. Zum See Genezareth fuhren wir noch, wo wir uns leider zwei Platte gefahren hatten - bei den bescheidenen Straßenverhältnissen kein Wunder. Aber es war trotz allem eine schöne Erfahrung, die wir dadurch erlebt hatten, denn die viele und freundliche Hilfsbereitschaft waren es wert gewesen. Zu diesem Zeitpunkt war auch die MS kein Thema für mich gewesen, denn die Beschwerden waren weg, also war auch die MS weg, dachte ich damals.

Im Jahr darauf waren wir in Amerika, woran ich heute noch gerne zurückdenke, denn ich habe dort auch Familie. Wir wohnten erst bei meinem Onkel, dem Bruder meiner Mutter, und seiner Frau. Meine beiden Cousins und meine Cousine lebten mit ihren Familien in der Nähe. Nachdem wir uns eingelebt hatten und an die englische Sprache gewöhnt hatten, unternahmen wir Einiges.

Zu gleicher Zeit fanden auch die Vorbereitungen für die Olympischen Spiele in Atlanta statt, das Olympische Feuer wurde von Stadt zu Stadt gebracht. Pünktlich zu unserem Aufenthalt war das Olympische Feuer an unserem Urlaubsort. Mein Onkel, ein angesehener Mann im Ort, hatte dafür gesorgt, dass ich die Fackel in die Hand bekam und eine Runde, gefolgt von Hunderten Kindern und Erwachsenen, über den dortigen Sportplatz damit laufen konnte. Ein unvergessliches Erlebnis für mich, denn wer kommt schon in den Genuss, das Olympische Feuer zu tragen, ohne ein Athlet bei den Olympischen Spielen zu sein.

Nachdem wir uns einen Leihwagen gemietet hatten, fuhren wir gemeinsam mit meiner Tante, meiner Mutters Schwester, zu den Badlands und zum Mount Rushmore, wo die Präsidentenköpfe in einen riesigen Felsen gehauen sind, ein wahnsinniges Erlebnis, mit einem Hubschrauber sind wir ganz nah an die Köpfe geflogen. Von dort fuhren wir weiter in den Yellowstone Nationalpark. Meine Tante und ihr Mann sind mit meiner jüngeren Cousine wieder zurück nach Hause gefahren, so waren mein Mann und ich ungebundener.

Unser Ziel war der Geysir „Old Faithful". Überall waren kleine heiße Sprudel im sandigen Boden neben dem Holzweg, die durch die Hitze und die Eruptionen, die unter der Erde herrschen, entstehen. Nach einigen Metern waren wir am Geysir, der etwas von uns entfernt etwa in zehn Minuten lossprudeln sollte, wie wir erfahren hatten.

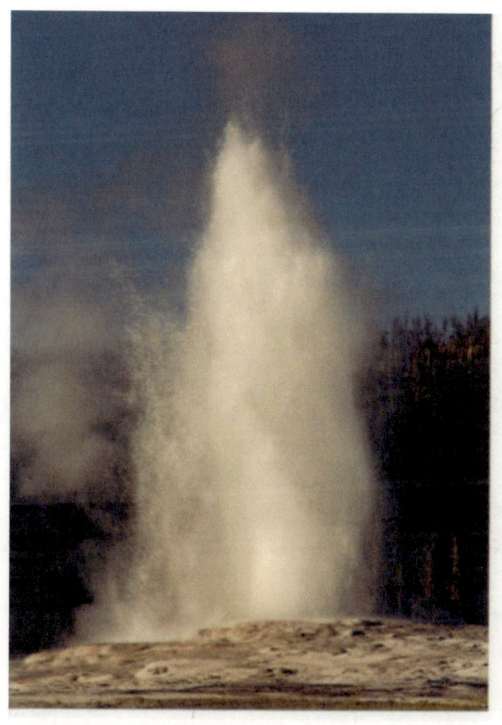

Dann fing er an, ganz langsam und noch gar nicht hoch, peux a peux wurde die Fontäne höher, bis sie eine Höhe von ca. 55 m erreichte. Total fasziniert von dieser Naturgewalt hatten wir auch sehr viele Fotos gemacht.

Weiter ging es danach zum „*Morning Glory Pool*" (Morgen-ruhm-Blume), ein Geysirbecken, der durch seine Farben sehr schön wirkt.

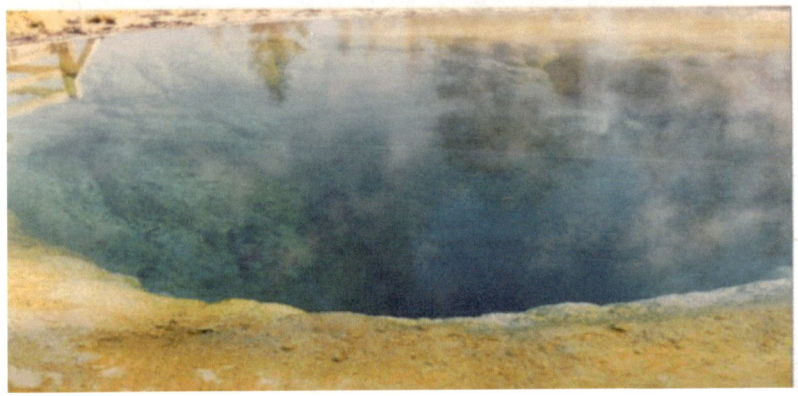

Später, es fing schon an dunkel zu werden, sind wir aus dem Park gefahren.

Sehr schnell war es dann auf einmal stockdunkel - keine Straßen-beleuchtung. Wegen den Büffeln und anderen Tieren dort fuhren wir erst allein die Straße entlang. Endlich sahen wir in Ferne die Lichter eines anderen Autos, schnell sind wir den Rücklichtern des Autos gefolgt, um nicht mehr allein auf der Straße zu sein. Nach einigen Metern waren mehrere Autos vor und hinter uns. Plötzlich kam es zu einem Stillstand. Es war wie gesagt stockdunkel, erst wussten wir nicht, warum es zum Stau kam, doch dann sahen wir es: Büffel überquerten die Straße, um zu ihrem Schlafplatz auf der andere Straßenseite am Fluss zu kommen.

Ich schaute gedankenverloren aus dem Fenster, und sah direkt in das Gesicht eines Büffels, der Atem stockte mir und ich war den Tränen vor Angst ganz nahe! Doch zum Glück ging der Büffel ganz friedlich um unser Auto herum und überquerte so die

Straße. Puh, endlich wieder weiteratmen und dann ging es auch langsam weiter.

Ein spannendes Erlebnis war das gewesen. So fuhren wir dann aus dem Yellowstone National Park und schliefen im Auto vor einem Motel, was ich zuvor an der Anmeldung des Motels abgeklärt hatte. Es wurde mir nur gesagt, dass wir uns am Besten unter eine Straßenlampe stellen sollten und sie würden schon mal nach uns schauen. Super freundlich waren die Angestellten.

Am nächsten Morgen fuhren wir sehr früh wieder in den Park hinein, es war schon hell, und so konnten wir schlafende und sich ausruhende Wapitis (hirschähnlich) auf dem warmen Boden bei den Kalkterrassen sehen. Das war ein sehr schöner Moment gewesen, diese Ruhe, die liegenden und sich in der Morgensonne auf dem warmen Boden ruhenden Tiere zu betrachten. Sehr idyllisch.

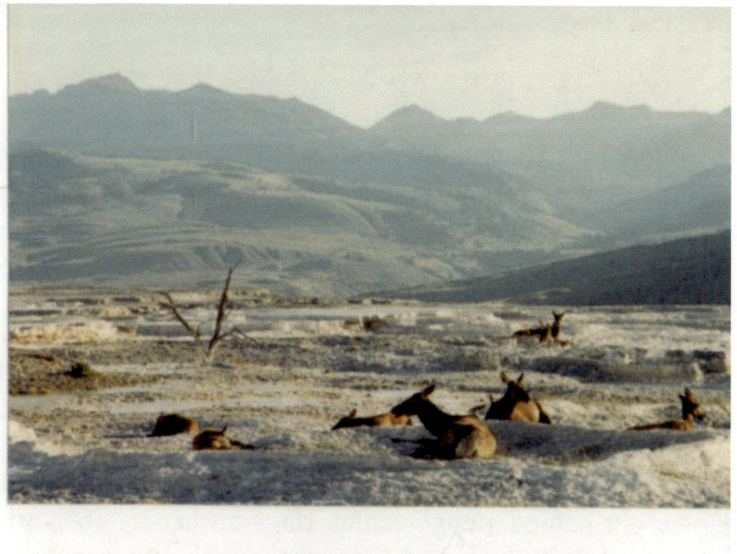

Durch das Weinen von Mira wurde ich wieder zurück in die Wirklichkeit geholt, nahm sie aus dem Kinderwagen und ging mit ihr in unsere Wohnung, um sie zu stillen. Das waren sehr schöne Momente für mich, diese Zweisamkeit und das Gefühl, ICH ernähre unser Kind, alles was sie braucht, kann ich ihr geben, machte mich stolz und glücklich.

Mira wurde immer größer, und die Stillmahlzeiten weniger. Etwa vierzehn Monate hab ich sie gestillt, ein halbes Jahr voll, bis auf die Woche, in der ich Cortison genommen hatte. Das Essen, das ich ihr gegeben hatte, war von mir selbst gekocht und portionsweise eingefroren. Meistens half mein Mann dabei, da ich immer sehr viele Portionen vorbereitet hatte. Kochen, pürieren, einfrieren. Also ich muss schon sagen, dass ich froh war, als sie vom Tisch unser Essen mitessen konnte, denn es war doch längst nicht so aufwendig.

- 27 -

Wir wohnten im Haus meiner Eltern im 1. Stock, also Treppen steigen, meine Eltern wohnten unter uns. Es war noch kein Problem für mich, aber man macht sich ja so seine Gedanken.

In der Schwangerschaft hatten wir schon dafür gesorgt, dass die Wasch-maschine und der Trockner auf unserer Etage waren, sodass ich zum Waschen nicht immer in den Keller gehen musste.

Mit meinem Mann und meinen Eltern hatten wir mal so rumge-sponnen, ein behindertengerechtes Haus zu bauen, ebenerdiger Zugang, flacher Zugang in die Dusche, da ich jetzt immer noch einen etwas höheren Einstieg bewältigen musste.

Wir machten dann grob die Vorstellungen unserer Wohnung, die Größe, den Zugang und die Raumaufteilungen. Da meine Eltern ein großes Grundstück hatten, auf dem das jetzige Haus steht, wurde aus den Spinnereien Ernst. Mein Bruder und seine Familie, Frau und ein Kind, sollten dann noch mit ins Haus kommen. Meine Eltern planten dann auch eine Wohnung zum Vermieten dazu. So wurde dann ein Dreifamilienhaus geplant. Für jeden eine Eigentumswohnung. Ein Bekannter meiner Mutter, ein Syrer, ist Architekt, der auch unsere Vorstellung von Größe und Aufteilungen der Wohnungen berücksichtigt hat.

Nach vielem hin und her, Anträgen, Bewilligungen und Gedanken, ging es dann endlich los. Ach übrigens, MS hatte ich immer noch, die fiel aber bei den ganzen Anträgen und Überlegungen erst mal fast ins Vergessene.
Für meinen Mann leider auch. Er war voll und ganz mit dem Hausbau beschäftigt. Ich war mit unserer Tochter in gewissem Sinne total auf mich allein gestellt. Das war auf jeden Fall mein Gefühl.

Mir ging es, nach einiger Zeit, von Tag zu Tag schlechter, die Ataxie (Tremor, das Zittern) wurde leider stärker. Auch mein Kopf zitterte mit, Rumpfataxie.

Zu der Zeit hatte ich einmal die Woche Feldenkrais gemacht, bei einem gelernten Therapeuten, wie gesagt, einem Mann. Meine Bekannte, die auch dort war - der Kurs wurde von der Selbsthilfegruppe angeboten - fragte mich anschließend, wie es mir denn wirklich gehen würde. Ich erzählte kurz von meinen Problemen und fing dann richtig an zu weinen. Der Feldenkraislehrer war dabei und bekam meine Tränen natürlich auch mit. Zur Beruhigung meinerseits gingen wir anschließend ein Glas Wasser trinken, gegenüber war direkt eine Gaststätte. Dort hatte ich dann meinen Gefühlen freien Lauf gelassen und sehr geweint.

Es war sehr schlimm für mich, also ging ich dann mal wieder zum Neurologen. Der Arzt verordnete mir natürlich wieder Cortison. Doch auch nach fünf Tagen 500 mg ging es mir nicht besser. Ganz im Gegenteil! Also noch einmal die gleiche Menge Cortison.

Natürlich konnte es mir nicht wirklich besser gehen, denn ich war ja total geschwächt von den Hammerdosen des Medikamentes.

Meine Psyche sank leider auch immer mehr. Ich fühlte mich einfach nur noch schlecht, habe mich geschämt für meine Person.

- 28 -

Ich fiel in ein sehr tiefes Loch.

Von unten, bildlich, sah ich die vielen Hände, die sich mir entgegen streckten, um mir aus dem Loch herauszuhelfen. Doch ich saß so tief und fest da unten, dass ich gedacht habe, hier komme ich nie mehr raus - und außerdem wollte ich in dem Loch auch bleiben. Nutzlos, wertlos und überflüssig kam ich mir vor. Ich glaube, dass ich mich in dem Moment sogar wohl gefühlt hatte in diesem Loch, denn da konnte mich und meine Probleme keiner sehen.

Zum Glück hatte ich mittlerweile einen recht guten Kontakt zu manchen Personen aus der MS-Selbsthilfegruppe, die mir dann auch schon mal Mira verwahrt hatten, damit ich einfach mal zur Ruhe kommen konnte.

Dann kam der Geburtstag meines Vaters, der eine Etage unter uns wohnte. Da ich mich für mich geschämt hatte, wegen dem Zittern, ging ich auch am Abend nicht zu der Feier zu ihm hinunter.

Daran sieht man, wie schlecht es mir da ging, denn das war das erste Mal, dass ich nicht bei einer Geburtstagsfeier meines Vaters, der einfach nur eine Etage unter uns wohnt, gewesen war. Mein Mann war aber hinunter gegangen und kam kurz danach wieder zu mir um mich zu fragen, ob ich was dagegen hätte, wenn eine Bekannte mal zu mir kommen würde, denn sie wolle doch gerne mal mit mir reden.

Sie war eine gelernte Psychotherapeutin. Sehr ungern sagte ich daraufhin, dass sie zu mir kommen könnte. Denn eigentlich wollte ich von niemandem so gesehen werden. Als sie bei mir war, habe ich auch wieder geweint und sagte ihr, dass ich mich im Moment einfach nicht wohl fühle in meiner Haut. Ich fühlte mich total nutzlos und zu nichts zu gebrauchen, und ungeliebt. Sie nahm mich tröstend in den Arm und bot mir ihre Hilfe als Psychologin an. Da sie selbst krank war – Rheuma –, sagte sie, dass wir es telefonisch machen könnten und wenn ich mich nicht wohl fühle bei der Sache, da ich sie schon von Kindheit an kenne, würde sie mich weiter vermitteln können.

Ein paar Tage später rief ich sie dann an. Wir fingen fast von ganz vorne, meiner Erkrankung, an und ich merkte schon, dass es mir gut tun würde, über viel Ungesagtes zu sprechen. Beim nächsten Mal ging es mir sehr stark an die Psyche und nach dem Telefonat habe ich erstmal geweint. Dann habe ich mir gedacht, dass ich die Bekannte nie mehr anrufen würde, wenn sie mich doch so sehr zum Heulen bringt. Aber am nächsten Tag rief ich sie doch wieder an und erzählte ihr auch von meinem Weinen nach dem Telefonat am Vortag. Darauf antwortete sie mir mit Verständnis, das es gut sei, dass ich ihr das gesagt habe und das sie leider so weit gehen musste. Da ich Vertrauen zu ihr hab, konnte ich auch wirklich über Vieles mit ihr sprechen, was mich beschäftigte und auch irgendwie kaputt machte. Ich rief sie immer an, wenn Mira im Bett lag und schlief, damit ich Zeit und Ruhe für unsere Gespräche hatte.

Wir haben danach noch einige Male telefoniert, bis ich selber merkte, dass es mir besser ging und mein Selbstbewusstsein und mein Glaube an mich wieder stärker wurden. Heute schaue ich gerne mal zurück und sage mir dann immer, dass ich aus diesem tiefen Loch doch wieder herausgekommen bin, obwohl ich damals gedacht hatte, dass ich das niemals schaffen würde.

Mittlerweile war ich auch wieder beim Spritzen angekommen, *Rebiff 44* subkutan, also nur unter die Haut. Leider hatte ich darunter eher eine Verschlechterung gespürt statt einer Besserung. Doch mein Neurologe sagte mir, dass es am Anfang normal sei, im ersten halben Jahr wäre das so. Doch leider dauerte es noch länger, ich wurde von meinem Neurologen immer weiter vertröstet, bis es nach anderthalb Jahren wieder besser wurde.

Ich weiß heute nicht mehr, wie ich das geschafft habe, so lange die Ruhe und die Geduld zu haben, obwohl es doch eher schlechter wurde. Irgendwann gehörte das Spritzen einfach dazu und ich hatte mich daran gewöhnt.

Als es mir durch meine MS so schlecht ging, hatte mir mein Neurologe eine Klinik empfohlen. Diese liegt aber weit weg von meinem Wohnort, deshalb hatte ich erst mal überlegen müssen, ob ich überhaupt dort hinfahre. Bis jetzt war ich noch nie getrennt gewesen von meiner Tochter.

Doch ich musste auch wieder lernen, an mich zu denken, was ich doch in der Psychotherapie gelernt habe. Sehr wohl war mir trotzdem nicht bei der Sache, denn Mira war doch noch so klein und brauchte mich doch, waren meine Gedanken. Naja, wie gesagt, ich sollte doch auch mal an mich denken.

So ließ ich mir dann einen Termin in der Klinik geben.

Der Tag meiner Abfahrt rückte immer näher, und ich hab viel geweint bei der Vorstellung, von meinem Kind getrennt zu sein.

Mein Mann und mein Schwiegervater, ein lieber und verständnisvoller Mensch, fuhren mich in die Klinik. Sehr früh morgens ging es los, denn wir hatten ja eine lange Fahrt vor uns. Mira schlief bei meiner Schwiegermutter, eine tolle Person, zu der wir sie am Abend zuvor hingebracht hatten. Unsere Tochter konnte, glaub ich, meinen Abschiedsschmerz in dem Moment nicht verstehen. Sie war doch erst drei Jahre alt und verstand so etwas halt noch nicht.

Als wir endlich in der Klinik ankamen, sah ich erst einmal nur Rollstühle!! Ein mulmiges Gefühl beschlich mich.

Auf Station wurde ich dann aufgenommen, untersucht und befragt.

Anschließend gingen wir noch einen Kaffee trinken, im Café der Klinik. Denn ich wollte sie irgendwie nicht gehen lassen und allein zurück bleiben. Mein Mann und mein Schwiegervater wollten sich dann, leider, wieder auf den Heimweg machen. Bei der Verabschiedung hatte ich sehr geweint, denn ich kannte ja noch niemanden dort und wer weiß was, beziehungsweise, wer dort alles auf mich zukommen würde.

Erst einmal hatte ich mich ziemlich verlassen gefühlt. Weit und breit nur Rollstuhlfahrer. Der Gedanke an mein Kind machte es mir nicht leichter.

Dann wurde es Abend, und siehe da, das Blatt wendete sich und einige Fußgänger kamen von ihrem Ausflug wieder. Da es Samstag war, waren viele Patienten mit ihren Besuchern oder allein unterwegs gewesen. Deshalb hatte ich auch mittags nur wenige, aber dafür auch schlimmer Betroffene gesehen. Nach dem Abendessen ging ich dann noch mal runter in die Cafeteria, wo sich einige Patienten befanden. Ich setzte mich einfach an einen Tisch mit Patienten, von denen ich dachte, dass ich mit ihnen klar kommen könnte. Ich stellte mich vor und erzählte in Kurzform mein Anliegen und meine Vorstellung von dem Aufenthalt.

Etwas später kam eine Frau an unseren Tisch, die mit Jacke und Stirnband bekleidet war. Sie kam gerade von draußen, wie man unschwer erkennen konnte. Sie stellte sich mir dann auch noch vor und berichtete von ihrem Spaziergang am See.

Die Klinik liegt unmittelbar am Starnberger See. Sehr interessiert hörte ich ihr zu und fragte sie, ob ich auch mal mitgehen könnte.

Da ich mir vor meinem Aufenthalt die Klinik und ihre Lage in einem Prospekt angeschaut hatte, nahm ich meinen Rollstuhl mit, um an den See zu kommen und dort noch etwas laufen zu können. Denn es wäre mir sonst einfach nicht möglich gewesen, erst an den See zu laufen und dann dort noch etwas spazieren zu gehen. Sehr glücklich war ich über diese Begegnung, denn ich bin nicht der Typ, der den ganzen Tag und die ganze Zeit in der Klinik hocken möchte, ohne mal etwas Anderes zu sehen.

Am nächsten Tag ging es erstmal weiter mit Untersuchungen, sehr gründlich wurde alles gemacht, Untersuchungen, die mittlerweile schon etwas her waren, wurden gemacht. Krankengymnastik, Massagen und Ergotherapie bekam ich dort verordnet, was mir sehr gut getan hat.
Der Tag ging so sehr schnell vorüber. Nach den Anwendungen traf ich mich dann mit der Bekannten vom Vorabend und wir machten uns auf den Weg zum See, natürlich nahm ich meinen Rollstuhl mit.

Wow, sehr schön war es dort am See. Es fing dann auch noch leicht an zu dämmern und wir sahen zwei Schwäne, die im Abendlicht auf dem See waren.

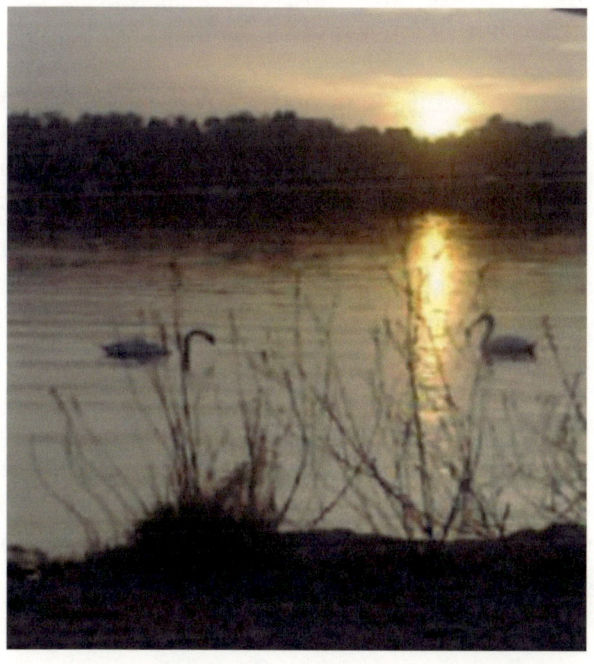

Der Anblick war traumhaft, die untergehende Sonne, die Ruhe. Katrin und ich hatten uns natürlich mittlerweile auch richtig bekannt gemacht, wie alt, wie lange schon MS und so was halt. Dann stellten wir fest, dass wir uns vom Wesen und unserem Humor her sehr ähnlich waren. Ab dann waren wir in unserer Freizeit immer zusammen. Fast unzertrennlich.

Im Laufe meines Aufenthaltes in der Klinik merkte ich auch, dass die Multiple Sklerose sehr unterschiedlich verlaufen kann, und dass man auch im Rollstuhl noch ein normaler, vollständiger und zu respektierender Mensch ist. Es tat mir einfach gut zu sehen wie Leute im Rollstuhl oder mit anderweitigen Ausfällen trotzdem noch Freude und Spaß am Leben hatten. Wir haben sehr viel gelacht zusammen, alles war ehrlich gemeint und man konnte sich einfach so geben wie man war. Natürlich einfach. So schwand auch endlich die Angst vorm Rollstuhl. Dort fühlte ich mich absolut wohl, verstanden und akzeptiert, wie in einer großen Familie kam ich mir vor.

Der Tag meiner Abreise kam und ich war zwischen Tränen und Freude hin und her gerissen, da ich in der Zwischenzeit viele liebe und nette Leute kennengelernt habe. Der Abschied von Katrin, meiner Freundin mittlerweile, fiel mir am schwersten, doch die Freude auf meine Tochter und meinen Mann überwog. Sehr glücklich war ich, als sie mich abholten. Mit Tränen in den Augen hab ich meine Tochter und meinen Mann in die Arme genommen.

Wir sind dann noch zwei Tage in der Umgebung geblieben, denn es waren ja doch ein Paar Kilometer dorthin zu fahren. Außerdem wollten wir gerne noch auf die Zugspitze fahren, mit der Zahnradbahn, wenn wir schon mal in der Nähe sind, haben wir uns gedacht.

Sehr schön war es dort, doch ich wollte einfach nur noch nach Hause. Mit vielen neuen Eindrücken beladen, fuhren wir dann wieder zurück.

- 30 -

Zu Hause musste ich mich tatsächlich erst einmal wieder einleben, denn drei Wochen in der "heilen, behüteten Welt" waren doch etwas anderes als zu Hause. Hier war der normale Alltag, der einen auch sehr schnell wieder hatte, mit all seinen Pflichten und Aufgaben.

Mira ging mittlerweile in den Kindergarten, so hatte ich dann vormittags wieder Zeit für mich bzw. meine Termine, Krankengymnastik oder Arzttermine. Eine Ergotherapie-Praxis suchte ich dann auch noch auf, da ich ja alles weitermachen wollte, was mir gut tut. Eine super nette Praxis hatte ich im zweiten Anlauf auch gefunden. Denn irgendwie wollte ich ja eine Therapeutin finden, mit der ich mich gut verstehe, da ich ja, denke ich, mein weiteres Leben, immer wieder dort hingehen sollte.

Als bei uns im Ort ein Volksfest stattfand, gingen mein Mann und ich auch dorthin. Mira schlief über Nacht bei meinen Eltern. Wir hatten viele Bekannte dort getroffen, mit denen man ja auch immer mit einem Bierchen angestoßen hatte. Mit steigendem Alkoholkonsum verspürte ich plötzlich den Drang zum Tanzen. Mit einem Bekannten, einem älteren Mann, der mich aber gut festhalten konnte, tanzte ich dann auch ein paar Mal.

So verging die Zeit wie im Flug. Mein Mann wollte dann mit mir nach Hause gehen. Etwas – hihi – angetrunken gingen wir dann aus dem Festzelt und wollten in das Taxi steigen, das in der Nähe stand. Doch uns kamen Andere zuvor. Nun warteten wir auf das nächste Taxi. Aber irgendwie kam keines. Da ich ja fast den ganzen Abend tanzen konnte, sagte mein Mann: "Lass uns nach Hause gehen, du schaffst das auch noch." Es waren ca. zwei Kilometer, gefühlt etwas mehr, die wir dann gelaufen sind.

Am nächsten Morgen war ich echt stolz auf mich. Wenn ich heute davon erzähle, sage ich immer, dass ich meine MS zwar mitgenommen habe, aber sie nicht mit ins Zelt nahm. Später war ich so betrunken, das ich vergessen habe, sie wieder mit nach Hause zu nehmen. Leider hat sie den Weg zu mir wieder gefunden!

- 31 -

In der ganzen Zeit hatte sich viel verändert, wir wohnten jetzt in unserem neu gebauten und behindertentauglichen Haus.

Da ich immer den Kinderwagen geschoben hatte, und somit eine Gehhilfe hatte, merkte ich plötzlich, das es mir ohne Stütze schwerfiel "normal" zu laufen, denn so hatte ich ja immer Halt gehabt. Doch irgendwie konnte und wollte ich einfach keinen Rollator nutzen. Allein der Gedanke daran war schon schwer, denn man sah doch nur alte Menschen damit herumlaufen.

Meine Krankengymnastin sagte einmal zu mir, dass ich wohl lieber in ein Obstregal fallen und als Besoffene abgestempelt würde, als einfach einen Rollator zu nutzen.

Aber ich konnte mein Kind ja nicht für immer im Kinderwagen schieben, sie sollte und wollte auch lieber selber laufen. Nun ja, also bin ich zum Arzt gegangen und hab mir einen Rollator verschreiben lassen.

In einem Sanitätshaus hab ich mir dann einen ausgesucht, mit dem ich mich anfreunden konnte. Schwer fiel es mir trotzdem, ihn zu nutzen.

Da ich merkte, dass es mir leichter fiel zu gehen, da ich mein Gleichgewicht nun besser kontrollieren konnte, habe ich ihn dann doch genutzt. Auch hinsetzen konnte ich mich wann und wo ich wollte, da ich ja jetzt meinen Stuhl immer dabei hatte. Also war es doch gut, dass ich einen Rollator hatte. Meine Tochter fand es auch ganz witzig, denn zwischendurch setzte sie sich einfach auf die Sitzfläche und ich habe sie dann gefahren. Aufkleber hatte sie mir auch noch an die Seiten geklebt. Naja, es waren zwar kinderübliche, aber sie sollte sich ja auch wohl fühlen, wenn ihre Mutter schon an so einem Ding lief, hab ich mir gedacht.

Viele lustige Sachen haben wir mit dem Rollator erlebt, Mira hat sich wie gesagt auf die Sitzfläche gesetzt und dann habe ich sie geschoben, mal im Kreis gedreht, abrupt gebremst und so etwas halt.

Als ich einmal in einem Café saß, schaute ein kleines Kind immer wieder zu meinem Rollator. Als die Kleine einmal näher kam, schaute sie ganz neugierig, und ich fragte, ob sie den Rollator denn mal schieben möchte?
Die Mutter war etwas verschüchtert in dem Moment - ich denke, es ist vielen Menschen einfach unangenehm, eine behinderte Person anzusprechen, Berührungsängste halt. Aber Kinder haben diese Zweifel zum Glück nicht!

So schob die Kleine, mit meiner Hilfe hinter ihr, den Rollator und lachte dabei. Ich sagte dann zu der Kleinen: "Schau, das hier ist mein *Gehfrei!*"
Die Mutter bekam das natürlich mit und musste über meine Aussage schmunzeln.

Mit solchen Taten möchte ich einfach nur die Angst vor Menschen mit Behinderung nehmen, besonders vor den sogenannten Hilfsmitteln.
Auch hier kann man wieder sehen, wie offenherzig und witzig ich bin.

- 32 -

Dann kam der Winter, und wir sind mit meiner Cousine und ihrem Mann, Kerstin und Olaf, und ihrem gemeinsamen Kind Alex, in Urlaub an die Ostsee gefahren. Den Rollstuhl, mittlerweile hatte ich einen neuen, haben wir natürlich auch eingepackt, damit wir weitere Strecken laufen konnten. Mit dem Wetter hatten wir Glück gehabt, denn es war trotz November trocken. Mit den Füßen waren meine Cousine und ich auch im Meer gewesen.

Zum Leuchtturm wollten wir noch gehen, in der Hoffnung, dass wir auch rein- und hochgehen können. Ich bin natürlich mit Rollstuhl dahin gefahren, schön an der Promenade entlang. Bei Sonnenschein an diesem Tag waren natürlich mehrere Leute zu Fuß oder mit dem Fahrrad unterwegs. Also mit dem Rollstuhl zum Leuchtturm fahren war angesagt, damit ich noch die Stufen bis zur Aussichtsplattform hinauf gehen konnte. Meine Cousine ging immer neben mir her und schob den Kinderwagen mit ihrem Sohn darin. Wir haben uns die ganze Strecke bis zum Leuchtturm gut unterhalten und sie sagte immer wieder, wie gut es doch sei, das ich den Rollstuhl mithabe, damit wir so etwas überhaupt alle zusammen machen können.

Nach einiger Zeit kamen wir dann zu unserem Ziel, wo gerade zum Glück zwei Männer aus dem Gebäude heraus kamen, das leider geschlossen war. Sie waren nur zufällig da gewesen und hatten den Stromzähler abgelesen und nach dem Rechten geschaut. Nach einem kurzen Gespräch mit ihnen ließen sie uns dann trotzdem hinein. Also stieg ich aus meinem Rollstuhl, was natürlich erst einmal für Verwunderung bei den Herren sorgte, und ging mit den Anderen die Treppen hoch. Fast ganz oben war eine kleine Sitzecke mit Tisch aufgestellt, wo uns dann berichtet wurde, dass das hier das örtliche Standesamt sei, wo manchmal noch Trauungen abgehalten würden. …. Sehr schön war dann der Ausblick von ganz oben.

Erst einmal haben wir draußen die Aussicht genossen, bevor wir wieder den Gang nach unten antraten. Mein Mann ging vor mir, falls ich stolpern würde oder so. Außerdem sage ich immer, geh vor, ich falle lieber weich. Hihi.

Unten angekommen bedankten wir uns bei den Männern noch für die schöne Führung außer der Reihe, dann setzte ich mich natürlich wieder in meinen Rollstuhl und wir machten uns auf den Rückweg.

Micha und Olaf gingen vor uns, weil sie doch eh schneller waren als Kerstin und ich mit den Kindern. Wieder betonte meine Cousine die Mitnahme meines Rollstuhls positiv, denn ohne den hätte ich es nicht geschafft zum Leuchtturm zu kommen, geschweige denn noch die Treppen laufen zu können.

So gingen wir dann wieder nebeneinander über den Deich entlang; Mira, die inzwischen auch etwas erschöpft vom Laufen und Treppensteigen war, saß auf meinem Schoß. Nur zur Erklärung noch kurz, zur linken Seite ging es ans Meer hinunter und rechts ging es etwas steiler, von Bäumen und Gestrüpp bewachsen, runter zu einem Feld.

Da kam uns von etwas weiter weg ein Fahrradfahrer entgegen, dem ich Platz an der rechten Seite machen wollte. Also fuhr ich mit dem E-Rollstuhl etwas weiter nach rechts, und dann noch ein Stück weiter, und noch etwas, plötzlich rutsche ich mitsamt Kind auf dem Schoß, im Rollstuhl den Abhang hinunter. Der Rollstuhl war nicht zu bremsen und Mira flog von meinem Schoß ins Gestrüpp, einen Meter vor mir etwa. Sie fing natürlich an zu weinen, aber ich konnte doch nicht zu ihr, da ich den schweren Rollstuhl auf meinem Rücken liegen hatte.

In Schräglage saß ich vor ihr und konnte mich vor Lachen kaum mehr einkriegen. Der Mann meiner Cousine kam den Abhang herunter gelaufen um mir wieder hochzuhelfen. Mein Mann rief von oben zu mir runter: "Willst du unser Kind umbringen....", kam dann aber noch, um mir und Mira zu helfen. Micha war total erschrocken und ängstlich gewesen, seine Reaktion war aus Sorge um uns so heftig gewesen. Der Fahrradfahrer fuhr erschrocken weiter und ich kam total lachend wieder auf den Weg. Zum Glück war Mira und mir nichts passiert bei dem Absturz, so konnte ich herzhaft weiter lachen.

Meine Cousine erzählte mir dann, dass sie von oben nur noch den Rollstuhl wackeln gesehen hatte, sie wusste erstmal nicht ob ich weinte oder lachte. Oh Mann, war das lustig, wir hatten den ganzen Tag noch darüber lachen müssen, vor allem weil Kerstin so häufig gesagt hatte, dass es doch so gut sei, dass ich den Rollstuhl dabei habe. Es war echt witzig, und so kann man sehen, dass ich ein sehr lustiger Mensch bin, und man trotz Rollstuhl und Behinderung noch eine Menge Spaß haben kann. Die Überlegung „*Mimis Spaßmobil*" (Mimi ist mein Spitzname) hinten auf den Rollstuhl schreiben zu lassen, kam mir dann auch noch.

Der Urlaub ging wie immer viel zu schnell vorbei und so fuhren wir dann wieder gut erholt, und viel Spaß gehabt, nach Hause.

- 33 -

Bei der Weihnachtsfeier der MS-Selbsthilfegruppe erzählte ich einer Bekannten von meinem lustigen Erlebnis im Urlaub. Sie hat so gelacht darüber und fand es auch super witzig, wie ich das erzählt hatte. Sie sagte später noch, das es doch eigentlich nicht lustig wäre, wenn jemand im Rollstuhl abstürzte, aber sie wusste, dass sie bei mir darüber lachen konnte ohne ein schlechtes Gewissen zu haben, da ich selber darüber gelacht hatte und es so witzig erzählt habe. Immer wenn ich davon erzählte, hab ich mich fast kaputt gelacht und mir dann gedacht, dass man doch noch viel Spaß mit der MS haben kann.

Mittlerweile war ich dreißig Jahre alt geworden und meine Rente wurde mir unbefristet gegeben. Endlich, ein Bekannter, auch MS, sagte einmal zu mir: "Pass mal auf, wenn die drei vor deinem Alter steht, bekommst du die Rente unbefristet." Witzig, denn genau so war es.

Fast unmerklich war ich durch die besagte **Tür** gegangen. Ich merkte es kaum, wie leicht und unbeschwert ich mittlerweile mit meiner Erkrankung lebte und umgehen konnte. Die bekannten Sätze wie: *"Ich habe MS, aber die MS mich nicht"* oder *„MS = mach selbst"*, stimmen wirklich. Wenn ich einmal zurück blicke auf mein Leben, muss ich feststellen, dass ich doch sehr gut lebe und es mir doch echt noch gut geht. Natürlich gibt es immer mal wieder Momente, oder auch Zeiten, in denen ich die Krankheit einfach nur hasse, aber auch die Zeiten schaffe ich mittlerweile recht gut. Wichtig ist es für mich, dass ich jetzt darüber reden kann und auch weinen DARF. Denn ich sage mir immer, nur wer unten liegt, kann auch wieder hochkommen. Weinen kann sehr gut tun und einem auch wieder Stärke geben. Aber auch lachen, über sich selbst, oder ruhig mal über die MS, muss auch schon mal sein.

Die Frage, WARUM gerade ich die Krankheit habe, stelle ich mir mittlerweile gar nicht mehr. Ich sage auch immer, dass es mir gut geht, wenn mich jemand fragt, denn es stimmt ja auch, mir geht's gut, meine Psyche ist dem Leben gegenüber positiv eingestellt. Außerdem möchten die meisten sowieso nur hören, dass es einem gut geht. Die Frage ist nur eine Floskel, so wie man sagt *„Schönes Wetter heute"*.

Wir fuhren einmal im Hochsommer mit ein Paar Mann, es waren etwa sieben Erwachsene und fünf Kinder, nach Köln ins „*Phantasialand*". Es war richtig warm gewesen, wo ich normal nur zehn Meter, gefühlt, laufen konnte. Doch es war so schön, einfach herrlich, das ich erstaunlicherweise sehr gut laufen konnte.

Mittlerweile gehe ich immer am Rollator, den Rollstuhl nehme ich auch für längere Strecken gar nicht mehr mit.

Auf einigen Fahrgeschäften bin ich sogar mitgefahren. Das hieß natürlich, in der Warteschlange davor anstellen und warten. Im Stehen wohlgemerkt! Rollator hatte ich natürlich mit, aber es war teilweise beim Anstehen so schmal, dass ich ihn gar nicht zum aufklappen konnte, um darauf zu sitzen! Wir hatten alle viel Spaß dort gehabt. Besonders natürlich unsere Kinder. Mira und Michael hatten sich auch sehr wohlgefühlt, obwohl Michael mich immer wieder, etwas besorgt, fragte, ob noch alles in Ordnung mit mir war. Denn schließlich war es heiß und wir waren ja schon sieben Stunden da. Doch ich bestätigte immer mein Wohlsein, und weiter ging es. Der freie Fall im Dunkeln war das Beste, fand ich jedenfalls.

Dann trafen wir uns alle wieder, am vereinbarten Treffpunkt. Mittlerweile waren wir neun Stunden im Park gewesen und der machte dann auch schon fast zu. Die Meisten, wenn nicht sogar Alle, sagten, sie seien jetzt aber auch total fertig und geschlaucht. Gesunde sagten das! Michael antwortete ihnen: *" Was soll denn Miriam erst sagen!"*
„Ha, ich schweige und genieße lieber!!", dachte ich mir.

Das alles hatte ich vielleicht meinem Medikament, *Rituximab*, zu verdanken, aber bestimmt mehr mir, meiner Psyche und Seele. Da ich ein positiv denkender Mensch bin.

So fuhren wir gemeinsam wieder nach Hause, total geschwitzt und übermüdet. Aber dafür auch sehr glücklich und zufrieden.

- 36 -

Mitleid möchte ich von keinem bekommen, denn ich bemitleide mich oft schon selbst genug.
Außerdem brauche ich kein Mitleid, warum auch, mir geht es doch noch gut.

Was nicht sehr leicht ist, ist die Hilfe von anderen, gesunden, Menschen anzunehmen, aber auch das habe ich im Laufe meines Leben, gerade wegen meiner MS, gelernt. Ich weiß, dass mir gerne geholfen wird und dass gerade meine Familie und Freunde das aus Liebe machen. Außerdem weiß ich, dass sie oft hilflos sind und mit der Situation gar nicht wirklich umzugehen wissen, geschweige denn wie sie es mir Recht machen können. Denn sie wollen mir ja einfach nur helfen und mich nicht bemuttern oder mich als Nichtsnutz darstellen.

Besonders für die Angehörigen ist es sehr schwer, den richtigen Weg zu finden, den richtigen Umgang mit der Erkrankung zu lernen. Einfach zu erkennen, dass nicht jeder Tag gleich gut oder schlecht ist. Es gibt Tage, an denen ich mich super gut und stark fühle, wo ich auch selber viel machen kann, zum Beispiel putzen oder Fenster wischen, kochen und mein Kind aus der

Schule holen, und das alles kurz hintereinander. Nachmittags dann noch einkaufen gehen. Dann gibt es Tage, an denen ich mich nicht in der Lage fühle, irgendetwas zu machen. Wo ich nach dem Duschen morgens einfach nur platt bin und mich am liebsten nur vor das Fernsehen oder vor ein gutes Buch setzen möchte, und das am liebsten den ganzen Tag lang.

Doch zum Glück, sag ich mir dann, habe ich ein Kind und damit Verpflichtungen, die mich immer wieder in Bewegungen setzen, denn ich kann mich nicht einfach mal hängen lassen, und nichts tun, meine Tochter hält mich aufrecht und damit in Bewegung, wofür ich ihr sehr dankbar bin.

Mein Mann hilft mir sehr viel, aber er überlässt mir, ganz bewusst, auch Einiges. Das, von dem er denkt, dass ich es machen kann, lässt er mich dann auch machen, was auch gut so ist. Wenn ich mal zurückblicke, wie verletzend es für ihn gewesen sein muss als ich die Diagnose bekam und oft geweint hatte und dann gesagt habe, wenn es mir mal schlecht ging, *"ich bin doch noch so klein, noch keine Zwanzig"*, dann tut es mir heute im Nachhinein noch Leid, denn auch für ihn war es bestimmt nicht leicht.

Auch als ich ihm Jahre später erzählte, das ich am Anfang meiner Erkrankung, nach Diagnosestellung, abends im Bett immer geweint habe, war er sehr geknickt gewesen. Er sagte mir, dass ich ihn doch ruhig hätte wecken können zum Reden, aber das war genau das, was ich da noch nicht konnte, REDEN.

Heute kann ich gut darüber reden, aber auch das muss erst gelernt sein und ich denke, da muss erst mal etwas Zeit vergehen. Ich bin froh, dass ich mittlerweile einige Leute kenne, die auch MS haben, denn keiner kann einen so gut verstehen, oder sogar nachempfinden, wie Selbstbetroffene. Auch missen wollte ich keinen von ihnen mehr, denn es haben sich richtige Freundschaften gebildet. Wo man heute echt sagen kann, ohne MS hätte man sich nie kennen gelernt, geschweige denn überhaupt wahrgenommen, und das wäre doch echt schade. Also kann man sagen, zum Glück habe ich MS, damit ich die vielen, lieben Personen kennenlernen durfte.

Natürlich wäre ich lieber gesund, aber durch meine Krankheit habe ich gelernt, viel bewusster zu leben, ich sehe Vieles jetzt anders. Die Lebenseinstellung und Lebenswahrnehmungen haben sich geändert, nicht zum Negativen, sondern zum Positiven für mich.

Mit mir und meinem Körper, der nun krank ist, gehe ich viel aufmerksamer und bewusster um.

Nach längerer Zeit habe ich DIE TÜR gefunden und bin auch durch sie hindurch gegangen, um mein NEUES, krankes Leben gut und zufrieden weiterzuleben.

An Kleinigkeiten kann ich mich jetzt sehr erfreuen und schon für gute Worte und Taten bin ich dankbar. Man wird im Laufe der Zeit sehr genügsam und bescheiden.

Denn im Grunde hat man das Wichtigste im Leben verloren, die Gesundheit. Doch man weiß Gesundheit erst zu schätzen, wenn man sie verloren hat! Gesundheit ist ein sehr kostbarer Schatz. Gesunde haben viele Wünsche, doch Kranke nur einen!!

Wenn man alle meine Tränen zählen würde oder sie aufgefangen hätte, könnte man bestimmt ein ganzes Meer damit füllen, *Mimisee* oder *Mimiozean* könnte man ihn dann nennen.

Doch ich möchte ja nicht auf die Tränendrüse drücken, da ich, nicht zu vergessen, ein lebenslustiger und witziger Mensch bin, was ich im Leben auch nie vergessen will oder verlernen möchte. Mich kennt man eigentlich nur lächelnd.

Meistens sind wir an die Ostsee in Urlaub gefahren, meinen Rollstuhl hatte ich natürlich mit.

Es hat uns sehr gut dort gefallen, so fuhren wir da im Sommer wieder hin. Wir hatten Bekannte aus unserem Wohnort zufällig getroffen, mit denen wir viel zusammen waren und Einiges unternahmen. Gemeinsam fuhren wir einen Tag in den Hansa-Park, den einzigen Erlebnispark am Meer. Zum Glück hatte ich meinen Rollstuhl dabei, denn es war doch Einiges zu laufen. Auf viele Fahrgeschäfte bin ich aber mitgegangen.

Viel Spaß hatten wir gehabt, auch mit meinem Rollstuhl. Mira setzte sich wieder mal auf meinen Schoß, Faultier nenn ich sie dann immer, und ich machte dann eine lustige Runde mit ihr, drehte mich, fuhr schnell, bremste und was eben noch alles lustig ist. Aus dem Blickwinkel sah ich die Tochter unserer Freunde. Sie schaute uns mit einem Lächeln zu, aber auch mit etwas Neid auf Mira. So steuerte ich auf sie zu und fragte sie, ob sie auch mal eine Spaßtour mit mir machen möchte. Etwas verschüchtert, doch auch glücklich, sagte sie Ja. Ich bat Mira daraufhin abzusteigen und nahm die Andere mit. Ich machte mit ihr den gleichen Spaß. Viel Freude hatte es ihr bereitet und die Kontaktangst war weg. Die Leute, die uns dabei gesehen hatten, waren auch erfreut, und sie lächelten uns zu. So hatte ich wieder mal gezeigt, dass ein Rollstuhl gar nicht so schlimm ist, sondern dass man darin auch noch Freude haben kann.

Die nächsten Jahre fuhren wir dann immer zusammen mit unseren Freunden in Urlaub. Ihre Tochter ist genauso alt wie Mira - perfekt, denn so sind die zwei gut beschäftigt und wir Eltern haben auch mal Urlaub.

In der Zeit danach bin ich aber, zum Glück, ohne Rollstuhl in den Urlaub gefahren. Das hieß dann natürlich, laufen im Hansa-Park. Mit Rollator aber. Da die Mädchen ja auch keine Bedenken beim Rollstuhlfahren hatten, hieß es dann für mich, abwechselnd ein Kind auf dem Rollator zu schieben. Egal, Hauptsache die Kinder sind zufrieden. Aber nicht nur sie, sondern auch ich war es, denn siehe da, ich brauchte meinen Rollstuhl nicht.
Wir waren bestimmt sechs oder sieben Stunden unterwegs, laufend.

Wenn ich heute so bedenke, macht man sich viele Gedanken über den geplanten Urlaub, obwohl es besser wäre nichts zu planen, aber da die MS eigentlich immer, wenn sie meint, einem einen Strich durch die Rechnung machen kann, tut man – ich – es leider irgendwie doch.

- 39 -

Die Zeit, die Jahre, vergehen mit oder ohne MS gleich schnell. Wenn ich bedenke, dass Mira jetzt schon in die Schule geht... Nie hätte ich gedacht, dass es mir nach relativ langer Zeit mit MS, fast zwanzig Jahre, noch so gut geht.

Jetzt möchte ich einmal einen normalen Tagesablauf von mir beschreiben, der für Gesunde ganz normal bzw. selbstverständlich ist. Für mich mit MS sind es jedoch Anwendungen, die auch schon mal sehr aufwendig sein können und mich auch zermürben.

Mein Tag

Ein normaler Tag fängt bei mir so an: Aufstehen um ca. 6 Uhr morgens, die erste Anwendung. Dann ins Bad auf Toilette gehen, die zweite Anwendung. Nun den Frühstückstisch decken, Essen für Mira in der Schule zubereiten, sprich: Getränk, Obst waschen und schneiden, mindestens die dritte wenn nicht sogar die vierte Anwendung.

Nun endlich frühstücken! Zum Glück hab ich einen lieben Mann, der mir oft schon mein Brot mit Butter schmiert oder manchmal auch schon belegt, auch Kaffee hat er für mich schon eingeschenkt.

Jetzt erst mal in "Ruhe" frühstücken. Danach Mira ins Bad schicken zum Zähneputzen und danach anziehen und fertigmachen für die Schule. In der Zwischenzeit packe ich ihre Trinkflasche und die Brotdose mit Obst in den Ranzen. Die fünfte Anwendung für mich.

Jetzt sind mein Mann und unsere Tochter fertig, um das Haus zu verlassen. Zum Abschied bekomme ich von Beiden noch einen Kuss und sage zu Mira wie jeden Morgen: *"Pass auf dich auf!"*

Endlich etwas Zeit für mich, aber der Termin zur Krankengymnastik steht mir noch bevor! Also gehe ich nun ins Bad und mache mich bereit zum Duschen. Die sechste Anwendung für mich. Nach dem Duschen muss ich mich ja bekanntlich auch noch abtrocknen, was ich aber gerne etwas hinausziehe. Doch leider kann ich ja auch nicht unbegrenzt stehen unter der Dusche, die ich dann widerwillig verlasse. Anwendung Nummer sechs: Abtrocknen! Etwas erschöpft creme ich mich dann noch ein und putze mir die Zähne, was die siebte Anwendung ist. Die nächste folgt zugleich, Anziehen. Danach gehe ich erst mal ins Wohnzimmer, um mich etwas zu erholen, da ich mich total erschöpft fühle, platt einfach.

Die Zeit zum Termin rückt jedoch immer näher, also wieder zurück ins Bad, um meine Haare zu fönen, was die Anwendung Nummer neun wäre. Anschließend schminke ich mich noch und style meine Haare etwas, jetzt bin ich bei Anwendung zehn angekommen.

So, nun bin ich bereit, das Haus zu verlassen um zur Krankengymnastik zu gehen, besser gesagt zu fahren. Da ich noch ein paar Minuten Zeit habe, gehe ich noch etwas zu meinen Eltern, die direkt nebenan wohnen, um dort Guten Morgen zu sagen und eine Tasse Tee zu trinken. Anwendung elf war das nun, da ich ja dorthin laufe.

So, nun ist es aber Zeit zur KG zu fahren, zur Anwendung zwölf. Meine liebe Mutter fährt mit mir, da sie dort auch gerne für die Therapeutinnen auf dem dortigen Wochenmarkt einkaufen geht. Natürlich auch für sich. Anschließend, jetzt bin ich müde von den bisherigen Anwendungen, fahren wir wieder zurück nach Hause. Unterwegs halten wir noch kurz bei einem Geschäft, wo ich noch schnell einkaufen gehe, um für den Mittag etwas für Mira und mich zu kochen.
Das war die Anwendung dreizehn.

Fix und fertig komme ich zu Hause an und räume dann erst mal die gekauften Sachen in den Kühlschrank hinein. Nun muss ich mich einmal hinsetzen, bevor ich mit dem Kochen beginnen kann. Ein Blick auf die Uhr, die mir zeigt, dass es Zeit ist, mit dem Kochen zu beginnen, lässt mich wieder aufstehen. In der Zeit, während das Essen kocht, staubsauge ich die Wohnung und mache etwas Ordnung. Anwendung vierzehn - mindestens.

Da das Essen noch etwas Zeit braucht, bis es fertig ist, mache ich auch noch die Betten. Anwendung fünfzehn. Jetzt aber erst nochmal hinsetzen und ausruhen. Dabei überlege ich mir, wann ich die Wäsche waschen soll. Aber jetzt koche ich erst mal zu Ende, da Mira gleich aus der Schule kommt. Meistens holt meine Mutter oder mein Mann sie ab, manchmal aber auch ich selbst.

Wenn Mira dann da ist, essen wir und machen danach die Hausaufgaben. Die macht Mira meistens in ihrem Zimmer aber wenn sie Fragen hat, kommt sie zu mir und dann machen wir sie gemeinsam. Also Anwendung sechzehn. Danach, wenn ich nicht noch mit ihr für eine Arbeit lernen muss, stelle ich eine Waschmaschine Wäsche an.

So, nun habe ich wieder etwas Zeit für mich, zum Ausruhen. Mira geht raus oder bei schlechtem Wetter spielt sie in ihrem Zimmer.
Aber am liebsten ist sie bei mir und möchte von mir beschäftigt werden. Okay, das mache ich dann auch und spiele oder tobe etwas mit ihr, da ich ja wieder ausgeruht bin. Da ich ja ein lustiger und lebensfroher Mensch bin, haben wir eine Menge Spaß dabei. Doch nach einiger Zeit, es war übrigens Anwendung siebzehn, bin ich mal wieder erschöpft, wofür Mira aber dann, Gott sei Dank, Verständnis hat.
Jetzt mache ich uns den Fernseher an und ruhe mich dabei wieder mal aus.

Etwas Zeit vergeht und mein Mann kommt von der Arbeit. Jetzt heißt es Abendessen zubereiten. Anwendung achtzehn beginnt. Beim Kochen hilft mir mein Mann zum Glück sehr oft. Aber es gibt Sachen, die man als Hausfrau einfach am besten selbst macht.
Nun noch den Tisch decken und zu Abend essen. Anwendung neunzehn.
Danach alles abräumen und etwas Ordnung machen, was die Anwendung zwanzig wäre. Puh, gleich werde ich Mira noch ins

Bett bringen, und dann den Tag ausklingen lassen. Mira ins Bett bringen, Zähne putzen, waschen, Schlafanzug anziehen und dann das Abendritual durchführen, beten, dabei danken für den Tag und für eine gute Nacht bitten, ist dann Anwendung einundzwanzig.

So, nun habe ich Ruhe, Zeit für mich und meinen Mann. Wir reden über den vergangenen Tag, machen eventuell Pläne für die nächsten Tage. Dann schauen wir noch etwas Fernsehen bevor wir ins Bett gehen. Die letzte Anwendung, zweiundzwanzig, für diesen Tag nun.
Gute Nacht, endlich in der Waagerechten liegen und absolut entspannen.

Das war ein normaler Tag für mich, aber nicht jeder Tag ist wie der andere. Es gibt Tage, an denen es mir schlechter geht, aber auch zum Glück Tage, an denen es mir besser geht.

Mittlerweile bin ich auf ein Medikament eingestellt, mit dem ich sehr zufrieden bin. *Rituximab* heißt es und es sind ein oder zwei Infusionen im Jahr. Für mich absolut tragbar, denn ich wollte mich nach fast neunzehn Jahren MS nicht mehr spritzen. Außerdem bin ich ein Mensch, der gerne unabhängig ist, dazu gehört auch das Spritzen.

Wenn es schon mal etwas zu erledigen gibt, zu arbeiten, sage ich mittlerweile einfach nur: *"Ich bin raus aus der Nummer!"*, da ich ja berentet bin. Ich habe auch bemerkt, dass es wahr ist, dass Rentner nie Zeit haben, denn ich kann es oft bestätigen.

Eines Tages, mir ging es schon längere Zeit recht gut, hatte ich mir, wie so oft, ein Ziel gesteckt. Nach fast neunzehn Jahren MS wollte ich noch einmal auf den Kölner Dom steigen. Dieses Ziel behielt ich erst einmal geheim, denn ich dachte mir, viele würden mich belächeln deswegen. Meinem Mann erzählte ich es dann und er reagierte sehr positiv.

Nach nur zwei Tagen sind wir dann mit Mira und meinen Schwiegereltern nach Köln gefahren. Am Tag zuvor habe ich mir schon Gedanken gemacht, wie es mir wohl danach, nach dem Auf- und Abstieg, gehen würde. Mein Gedanke war, dass ich danach, also wieder zu Hause, bestimmt nichts mehr machen könnte. Aus diesem Grunde hatte ich auch das Essen schon vorbereitet für das anschließende gemeinsame Abendessen. Gedanken um den Rollstuhl für später, hatte ich mir natürlich auch gemacht. Wie man sieht, Gedanken über Gedanken.

Am nächsten Morgen fuhren wir dann alle zusammen zum Dom. Nur bewaffnet mit Rollator im Kofferraum. Doch zum Dom ließ ich auch den im Auto und hab mich nur bei Michael eingehakt. Na, etwas aufgeregt war ich dann doch. Schaffe ich das wirklich da hoch, wie geht es mir danach, klappt auch alles, bin ich kein Hindernis für die Anderen und so weiter. Beim Eintritt sagte meine Schwiegermutter noch zu mir, ich solle doch den Schwerbehindertenausweis vorlegen, dann käme ich günstiger rein. Aber geantwortet hab ich ihr nur: Wenn ich den zeige, lassen die mich gar nicht erst hoch gehen. Wir haben uns daraufhin kaputt gelacht über meine Aussage und sind dann nach dem Bezahlen aufgebrochen in den Kampf mit den Stufen. Oh je, der Treppenaufgang ist doch sehr schmal und mit Gegenverkehr. Die Stufen sind schon recht alt und ausgetreten. Aber egal, ich wollte ja da hoch. Also ging ich hinter meinem

Schwiegervater und vor meinem Mann die Wendeltreppe hinauf.

Da beim Aufstieg die Stufen recht schmal waren, Rechtsverkehr halt, konnte ich mich nur an der Säule in der Mitte fest halten, das Geländer war auf der linken Seite. Total eng ist es dort, man musste immer weiter gehen, da hinter einem noch andere kamen. Wenn von Oben mal keiner kam, bin ich schnell zum Geländer auf der anderen Seite gegangen um mich dort festzuhalten.

Es war echt eng und es ging nonstop hoch. Puh, es war schon anstrengend, aber da keine Zeit zum Nachdenken war, stieg ich halt Stufe für Stufe hoch. An der Außenwand war zwischendurch immer mal ein kleiner Spalt, wo man mal "stehend " eine Verschnaufpause machen konnte. Doch ich musste, wenn ich denn mal stoppen wollte, immer eine freie Lücke nehmen, wenn von oben niemand kam.

Einmal hatte ich dabei eine sehr schöne Erfahrung gemacht. Als mal keiner von oben kam, dachte ich mir, mal eine Pause zu machen, jedoch dafür musste ich erst einmal auf die andere Seite kommen. Hört sich vielleicht seltsam an, denn es ist ja nur etwa ein Meter, aber ohne mich irgendwo festhalten zu können, einfach zu weit.
Ohne dass ich irgendetwas gesagt oder gemacht hatte, reichte mir ein älterer Mann seine Hand, so als ob er meine Gedanken wusste, worauf ich natürlich dankbar nach seiner Hand griff. Später habe ich mir darüber Gedanken gemacht und kann nur sagen, es gibt doch noch Menschen, die einem ohne Wenn und Aber ihre Hilfe geben. Mich hat es im Nachhinein sehr beeindruckt! Denn man muss auch lernen, Hilfe anzunehmen.

Jetzt aber zurück zum Aufstieg, denn ich war ja noch nicht oben angekommen.

Nach kurzer Pause ging es dann weiter. Mein Schwiegervater war weiter hoch gegangen, als mein Mann und ich den Stopp machten. Mit dem Gedanken, ich könnt' nun nicht mehr weiter.

Falsch gedacht, denn ich bin doch noch weiter gestiegen, zwar fiel es mir langsam immer schwerer, denn irgendwann wollten meine Beine einfach nicht mehr Stufen gehen. Doch mein Mann, der mich natürlich kennt und weiß, was ich in so einem Moment am meisten brauche, sagte mir: "Nu' mach, du musst jetzt einfach weitergehen, denn hinter uns sind noch mehr Leute, die hoch wollen, du kannst jetzt nicht einfach stehen bleiben!" Das bewirkte in mir, dass ich einfach weiter stieg, ohne Probleme plötzlich. Denn ich habe einfach nicht mehr nachgedacht. Er meinte es natürlich nicht böse, aber er kennt mich halt. Er meint es immer nur gut mit mir!

Viele bestimmt gesunde und junge Personen, haben bei der Hälfte des Aufstiegs schon aufgegeben. Das hat mich echt noch mehr bekräftigt hochzugehen! Es war interessant, irgendwie waren wir, alle die den Dom bezwingen wollten, wie eine Familie, wir haben schon mal zusammen geredet oder gelacht – echt klasse.

Nun ja, wie gesagt: Es ging immer weiter hoch, immer im Kreis, Wendeltreppe. Nach etwa 396 Stufen kamen wir dann endlich oben auf der Plattform an. Mein Schwiegervater sah mich ankommen und kam direkt auf mich zu – er freute sich, mich zu sehen, denn er hatte nicht mit mir dort oben gerechnet. Er dachte, mein Mann und ich wären wieder hinunter gegangen. Endlich konnte ich mich hinsetzen! Viele andere, die dort ankamen, waren fix und fertig, schnappten nach Luft oder sonst was. Alle waren froh, sich setzen zu können.

Ich habe mich zwar erschöpft gefühlt, doch meine Freude überwog das alles. Mein Mann und unsere Tochter sind noch weiter hochgestiegen, Stahlstufen, bis zur Aussichtsplattform. Das hätte ich bestimmt auch noch geschafft, jedoch musste ich ja auch wieder RUNTER gehen. Und da hab ich die Vernunft siegen lassen. Oh, war ich glücklich, wer hätte gedacht, dass ich überhaupt so viele Stufen schaffe. Na, eigentlich war es für mich klar gewesen, aber ich wusste doch nicht wirklich, wie meine MS das sieht.

Ich sage bewusst "meine" MS, denn ich trage sie ja nun immer mit mir rum. Also auch jede einzelne Stufe. Wie in einer Werbung, wo einer eine Erkältung mit sich rumschleppt, die einen fest im Griff hat. Mit dem Unterschied, dass eine Erkältung wieder weggeht. Aber meine MS leider nicht. Naja, meine MS gehört mittlerweile so zu mir wie mein Gesicht. Ich hab mit ihr sozusagen einen Kompromiss geschlossen, lange Zeit hat sie an mir gewütet, aber jetzt bin ich wieder dran und da soll sie sich gefälligst mal raushalten! Bis jetzt funktioniert es.

Nun aber wieder auf den Dom, denn ich sitze noch da und plane schon den Abstieg. Mittlerweile waren mein Mann und unsere Tochter mit meinen Schwiegereltern wieder da und so gingen wir dann runter. Eigentlich geht bei mir das Treppenhinaufsteigen besser als die Treppen hinabzusteigen, jedoch ging es diesmal auch abwärts ganz gut. So, Stufe für Stufe ging es runter, Erholungspausen brauchte ich erstaunlicherweise nicht.

Dann, als ich unten angekommen war, hätte ich vor Freude und Glück und Stolz die ganze Welt umarmen können. Eigentlich hätte ich dafür eine Medaille bekommen müssen, doch das

Größte und Wertvollste in diesem Moment war mein Stolz. Nicht zu vergessen, ich konnte danach besser laufen als vor dem Bezwingen des Doms. Erklär' das mal einem Arzt. Denn vor dem Aufstieg, noch zu Hause, hatte ich echt gedacht, dass ich danach überhaupt nicht mehr laufen kann. Deswegen hatte ich auch am Tag zuvor schon den Gulasch gekocht, denn meine Schwiegereltern sollten doch danach mit zu uns zum Essen kommen. Solche Gedanken habe ich mir am Tag zuvor gemacht. Aber daran sieht man, wie "verrückt" man ist, anstatt alles auf sich zukommen zu lassen. Doch mit MS kann man das leider nicht mehr.

- 41 -

Als ich danach mal wieder in der MS-Klinik war - ein regulärer Termin -, erzählte ich von meinem Trip auf den Dom. Alle dort waren total überrascht, selbst der Chefarzt sagte mir, er würde es sich nicht zumuten, auf den Dom zu gehen, das sollen lieber die anderen machen, meinte er. Danke, hab ich bei mir gedacht, ICH bin auf den Dom gegangen.

Da der Krankengymnast das Gespräch über meinen Domaufstieg mitbekommen hatte, wollte er es nun wissen. Sehr gefordert wurde ich dann.
In der Krankengymnastik bin ich also über 400 Stufen rauf und runter gelaufen, zwischendurch fragte ich meinen Therapeuten, ob noch alles ok sei, hihi. Danach sind wir zum Pulsmessen gegangen, der erstaunlicherweise gut war. Sportlerherz halt, grins!

Meinen Rollstuhl nehme ich auch nicht mehr mit in die Klinik, um an den See gehen zu können, sondern nur noch meinen Rollator.

Oft, besser gesagt von Vielen, wurde ich gefragt, warum ich überhaupt den Rollator habe, denn ich laufe doch noch so gut?! Darauf antworte ich dann einfach nur: *„Ich bin doch nur undercover hier, ohne Hilfsmittel würde ich nur auffallen, so muss ich mich doch den anderen Patienten wenigstens anpassen"*. Alles nur aus Spaß gesagt. Gelacht hatten wir über diese Aussage.

Ich fahre jetzt immer zwei Mal im Jahr in diese Klinik, im Frühjahr und im Herbst. Die Zeit nehme ich mir immer dafür und nutze sie als Auszeit, Akku wieder aufladen - für mich. Was ja auch meiner Familie dient.

In dieser Klinik fühl ich mich mittlerweile wie zu Hause, denn man kennt mich und ich natürlich auch alle. Da ich ja in der ganzen Zeit schon häufiger da war, kenne ich sehr viele Patienten, die auch mehrmals dorthin fahren. Einen sehr netten Rollstuhlfahrer habe ich dort kennengelernt, Adrian heißt er. Italiener aus Hessen, also Italo-Hesse, der nett und witzig ist. Mittlerweile sind wir fast immer zur gleichen Zeit, dort - Katrin, Adrian und ich. Die *„dreisten Drei"*! Mit Katrin gehe ich, wenn möglich, immer in ein Zimmer, da wir uns sehr gut verstehen. Wir lachen sehr viel zusammen, aber wir können auch zusammen weinen.

Eine schöne, gemeinsame Zeit verbringen wir dann dort immer.

Einmal haben mein Mann, Mira und ich Katrin auch zu Hause besucht.
Es war total schön, bei ihr zu sein. Zu der Zeit unseres Besuchs gab es dort ein Fest, das Salzsiederfest.

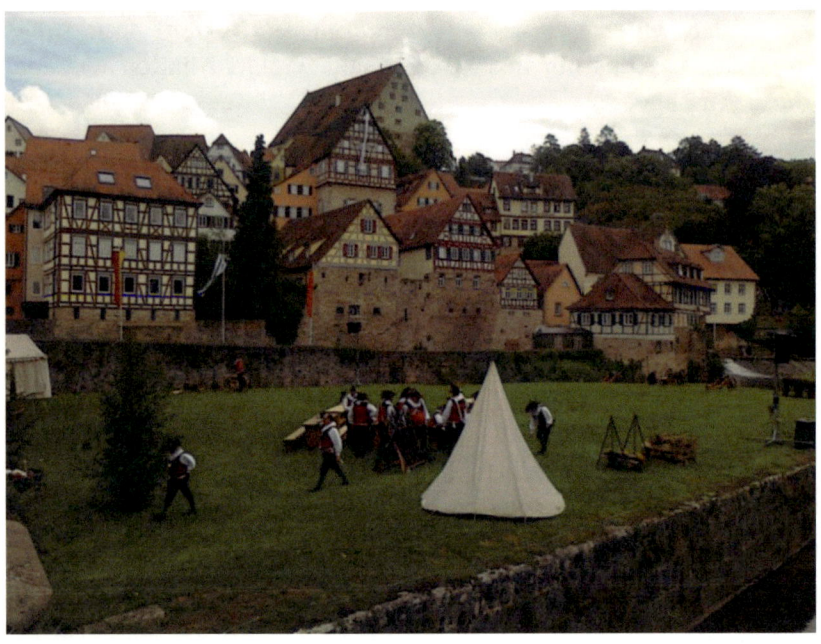

Ein echt schönes Erlebnis. Die Stadt ist auch richtig schön.

Katrin und ich hatten wie immer eine Menge Spaß. Unsere Männer verstanden sich auch gut, dann war noch Katrins Enkeltochter bei ihr, die sich in dieser Zeit gut mit Mira amüsiert hatte. Der Abschied war wie immer sehr tränenreich gewesen, da Katrin mittlerweile eine richtig gute, wenn nicht sogar beste Freundin geworden ist.

Zu Hause war dann wieder der normale Tagesablauf da.

Mit meinem Mann schaute ich mir mal einen sehr bekannten und erfolgreichen Film an, in dem ein Rollstuhlfahrer in eine andere Gestalt verwandelt wurde und dadurch gesund und lauffähig war. Er fand es so toll, dass er in dieser Gestalt aus dem Gebäude ging und losrannte!! Es war einfach schön, das zu sehen, denn ich glaube, genau das Gleiche würde ich auch tun.

Zu meinem Mann sage ich zwischendurch schon mal, falls ich irgendwann wieder gesund sein sollte - was sehr utopisch ist - mache ich alles nur noch zu Fuß. Einkaufen gehen oder unsere Tochter aus der Schule abholen. Eine schöne Vorstellung.

Doch das Leben ist kein Ponyhof oder ein Wunschkonzert. Deswegen muss man immer das Beste daraus machen. Egal ob krank oder gesund.
Was ich dann leider auch durchleben musste.

Eine schwere Zeit begann für mich

Mein Vater war sechsundsechzig Jahre alt, vor etwa sechs Jahren bekam er die Diagnose Prostatakrebs. Nun ging es ihm schlechter, da der Krebs gestreut hatte. Lymphdrüsen, Rippen und in der Lunge war auch ein Schatten zu sehen. Darauf folgte dann, was er nach längerem Überlegen zusagte, die Chemo-Therapie. Zu seinen Arztterminen bin ich fast immer mitgefahren, um so meine Mutter etwas zu entlasten. Auch zu den Chemo-Therapien fuhr ich fast immer mit. Es ist mir oft sehr schwer gefallen, aber ich wollte einfach viel Zeit mit ihm verbringen. Denn man kann alles verschenken, Geld, Gold oder Blumen, aber **Zeit** ist nicht zu verpacken oder nachzuholen.

Die Ärzte oder Schwestern waren immer sehr nett zu uns gewesen. Auch die Patienten bei der Chemo, die wir ja mittlerweile kannten. Doch leider merkte ich, wie mein Vater von Mal zu Mal mehr abbaute. Häufig sagte ich ihm, er solle doch bitte eine Patientenverfügung machen, da er keine lebensverlängernden Maßnahmen bekommen wollte, wenn es mal so weit wäre. Nach der Chemo sagte ich ihm, versprach es sogar, dass er nun nicht mehr ins Krankenhaus kommen würde, da er gerne zu Hause sterben wollte.

Doch dann kam der schwere Tag der Entscheidung. Es war der vierzehnte Januar morgens, als meine Mutter mich anrief und mich bat, bitte schnell mal zu ihnen zu kommen. Sofort machte ich mich auf den Weg. Mein Vater lag im Bett und war total schwach, er schaute mich an und sagte zu mir: "Maus, es geht zu Ende mit mir!" Innerlich war ich extrem aufgewühlt und geschockt, aber ich zeigte es in dem Moment nicht. Meine Mutter war natürlich sehr unruhig und aufgelöst, sie wusste nicht wirklich, was jetzt das Beste für Papa wäre. Zusammen, schweren Herzens, entschieden wir uns, einen Krankenwagen zu rufen.

In der Zwischenzeit ging ich wieder zu meinem Vater und er bat mich, ihm etwas zu trinken zu geben. Selbstverständlich griff ich nach dem Schnabelbecher, der neben dem Bett stand und wollte ihm diesen geben, doch darin befand sich Wasser und er wollte lieber Cola haben.
So schüttete ich daraufhin das Wasser aus und befüllte den Becher mit Cola. Mit meiner Hand hielt ich seinen Kopf und gab ihm zu trinken. Er war sehr durstig und machte den Becher im Nu leer. Ich füllte den Becher erneut auf, er schaute mir dabei immer direkt in die Augen.

Es war bestimmt nicht richtig, ihm Cola zu geben, denn der Zuckerwert meines Vaters war recht hoch. Doch im Nachhinein bin ich froh, dass ich ihm Cola zu trinken gegeben hatte. Mein Mann und meine Tante kamen zu ihm. Er sagte auch ihnen, dass es mit ihm zu Ende gehe.

Dann war der Krankenwagen da. Mit vier Mann trugen sie ihn in den Rettungswagen, er war einfach zu schwach, um laufen zu können. Meine Mutter hatte eine schlimme Nacht hinter sich. Er hatte schlecht Luft bekommen und vor Schmerzen nur gestöhnt.

Meine Mutter fuhr hinter dem Krankenwagen her. Da ich noch nicht fertig gewaschen war, fuhr ich etwas später, richtig angezogen, auch ins Krankenhaus.

Mein Vater lag bereits auf der Intensivstation und „an der Maschine". Sie hatten ihn in eine Narkose gelegt, da er sehr unruhig war. Ich kann gar nicht beschreiben, wie ich mich bei dem Anblick gefühlt hatte. Unter Tränen sagte ich dem Arzt: "Das hat er nie gewollt!!!" Daraufhin fragte er mich, was er denn nicht gewollt hätte. "Genau das!" antwortete ich ihm schluchzend. Denn ich hatte ihm versprochen, dass er nie mehr ins Krankenhaus kommen würde!

Ich fühlte mich total schuldig, als ich meinen Vater an der Maschine gesehen hatte. Da er nicht mehr bei Bewusstsein war, konnte er auch zu nichts mehr etwas sagen. Meine geliebte Mutter und ich blieben so lange bei ihm wie wir konnten. Nachmittags endete die Besuchszeit und wir wurden gebeten zu gehen. Mit schwerem Herzen und in Traurigkeit fuhren wir.

Am nächsten Morgen ging ich rüber zu meiner Mutter. Wir waren sehr ratlos, wie und was wir nun machen sollten – das Krankenhaus hatte zuvor angerufen und nach einer Patientenverfügung gefragt, denn meinem Vater ging es sehr schlecht.

Wie vom Himmel geschickt kam eine Bekannte meiner Eltern vorbei, sie war gelernte Krankenschwester und hatte lange auf einer Intensivstation gearbeitet. Sie hat mich sehr trösten und mein Schuldgefühl von mir nehmen können. Wir fragten sie auch, wie wir - meine Mutter, mein Bruder und ich - jetzt vorgehen sollen. Sie riet uns, den Ärzten zu sagen, dass wir gemeinsam entschieden hatten, die Apparate abzustellen, nur noch minimal Flüssigkeit wegen der Narkose zu verabreichen, aber keine Blutdruckmedikamente oder Sonstiges mehr. Irgendwie erleichtert, aber trotzdem sehr traurig, fuhren wir dann zu meinem Vater ins Krankenhaus.

Zur selben Zeit sind mein Mann und meine Schwägerin mit unseren Kindern spazieren gegangen, um sie langsam und einfühlend auf den Tod ihres Opas vorzubereiten. Im Nachhinein, denn in diesem Moment konnte ich mich einfach auf nichts Anderes konzentrieren, bin ich ihnen dafür sehr dankbar. Es war auch für Micha und meine Schwägerin ein schwerer Schritt.

Im Krankenhaus hatten sie uns leider noch etwas warten lassen, da die Ärzte erst einmal gerufen werden mussten, die mit uns sprechen wollten.

Nach einer halben Stunde konnten wir endlich in das Sprechzimmer der Ärzte. Einige Zeit verging noch, bis sie kamen.

Sie sagten uns, dass es sehr schlecht um meinen Vater stand und dass noch eine Sepsis, eine Blutvergiftung, dazu gekommen sei und es keine Überlebenschance mehr für ihn gäbe. Sie fragten uns, ob wir ihn lieber in Frieden gehen lassen wollten. Da wir uns vorab schon einig darüber waren, antworteten wir einstimmig, dass sie die Apparate abstellen sollen. Ich glaube, die Ärzte waren sehr froh über unsere Entscheidung.

Gemeinsam sind wir dann zu Papa gegangen. Er lag friedlich und ruhig an den Apparaten im Bett. Die Ärzte stellten, wie von uns gewünscht, die Maschinen langsam ab. Doch es kam mir wie eine Ewigkeit vor. Wir saßen oder standen die ganze Zeit bei ihm, denn ich habe gesagt, ich gehe nicht mehr fort, bis er stirbt. Mein Bruder konnte es nicht mehr länger ertragen, so verabschiedete er sich – für immer – von ihm. Doch zuvor hatte ich noch ein Gebet mit meiner Mutter und meinem Bruder am Sterbebett meines Vaters gesprochen. Es tat mir und auch meiner Mama und meinem Bruder sehr gut.

Sehr glücklich und dankbar bin ich für die Kraft, die ich in diesem Moment hatte. Nur durch Gottes Hilfe war mir das möglich. Als mein Bruder gegangen war, dauerte es auch gar nicht mehr lange, bis die Maschinen ganz abgestellt wurden und mein geliebter Vater starb.

Die Schwester, die die ganze Zeit über bei uns geblieben war, hatte auch den Ton der Maschine ausgestellt, damit wir das schreckliche Geräusch, den Piepston der Nulllinie, nicht hören mussten. Sie war sehr nett und mitfühlend gewesen in dieser schrecklichen und schmerzlichen Zeit.

Mit meiner Mutter bin ich nach seinem Tod bestimmt noch zwei Stunden bei ihm geblieben. Aber dann war es an der Zeit für uns zu gehen. Die Schwester sagte uns noch, wir sollten ihm doch noch mal ins Gesicht schauen, denn er sah aus, als hätte er ein Lächeln im Gesicht! Daraufhin sagte ich zu ihm: "Du brauchst jetzt gar nicht so zu schmunzeln, denn so einfach kommst du mir nicht davon. Ich bitte dich noch, ein großes Haus im Himmel für uns alle zu bauen!"
Sehr tränenreich verabschiedeten wir uns dann für immer, auf dieser Welt, von ihm. Wir sagten nicht "Tschüs" sondern "Auf Wiedersehen".

- 43 -

Vor der Intensivstation warteten mein Mann und mein Bruder auf uns. Gemeinsam fuhren wir zurück nach Hause. Der Bruder meiner Mutter kam sofort, als er von dem Tod meines Vaters hörte, zu meiner Mutter, auch die Schwester meines Vaters und ihr Mann, die gegenüber wohnten, waren sofort da. Es war eine sehr getrübte und traurige Gemeinschaft. Doch es tat gut, nicht allein zu sein.

Da ich meine Mutter nicht allein lassen wollte, habe ich drei Nächte bei ihr geschlafen. In dieser Zeit kamen immer wieder auch ihr Bruder mit seiner Frau und die Mieterin mit ihrer Tochter zu uns, wir haben in dieser schweren Zeit trotz allem zusammen gelacht und natürlich auch geweint.
Das Beerdigungsinstitut kam auch, und wir suchten einen Sarg und das Essen für die Beerdigung aus. Der Herr, auch ein

Bekannter von uns, fragte dann, ob wir Kleidung von meinem Vater mitgeben wollten, oder ob er was machen sollte. Daraufhin suchten meine Mutter und ich die Lieblingssachen und das, was er zum Schluss am liebsten anhatte, raus und gaben sie dem Bestatter.

Nach leichtem Zögern fragte ich, ob es komisch oder sogar blöd wäre, wenn wir ihm ein Plätzchenrezept mitgeben würden. Denn er hatte mal zu einem Bekannten gesagt, dass wenn er einmal sterben würde, er dieses Heidesandplätzchen-Rezept mitnehmen würde, denn es seien seine Lieblingsplätzchen und die Engel sollten sie ihm im Himmel auch immer backen. Der Bestatter sagte nur, das wäre nicht komisch, ihm so etwas mitzugeben.

Seinen Engel, Angelo hatte mein Vater ihn genannt, gaben wir auch noch mit. Einfach nur so, denn es bereitet uns im Nachhinein noch ein Schmunzeln, wenn wir daran denken.

Mit Essen hat mein Onkel uns jeden Abend versorgt, denn meine Mutter und ich hatten bestimmt drei Tage lang nichts gegessen, nur geraucht und etwas getrunken. Die Mieterin, Karina, und ihre Tochter Nana haben uns auch sehr viel geholfen: beim Schreiben der Todesanzeige, den Beerdigungsvorbereitungen und voran man noch so alles denken musste.

- 44 -

Ein Verwandter von uns, mein Vater hatte es sich zu Lebzeiten so gewünscht, sollte die Trauerrede halten. Nach einigen Gesprächen mit ihm, denn er wollte gerne was aus dem Leben meines Vaters erzählen, kam der Tag der Beerdigung. Es war für uns alle ein sehr, sehr schwerer Tag. Der verwandte Redner, Franz, hielt eine sehr schöne Trauerrede, bei der auch mal kurz gelacht wurde, bei einer Episode aus meines Vaters Leben.

Die Beisetzung war einfach nur schwer für uns. Sehr viele Verwandte, Bekannte und Freunde waren gekommen, um ihm die letzte Ehre zu erweisen.

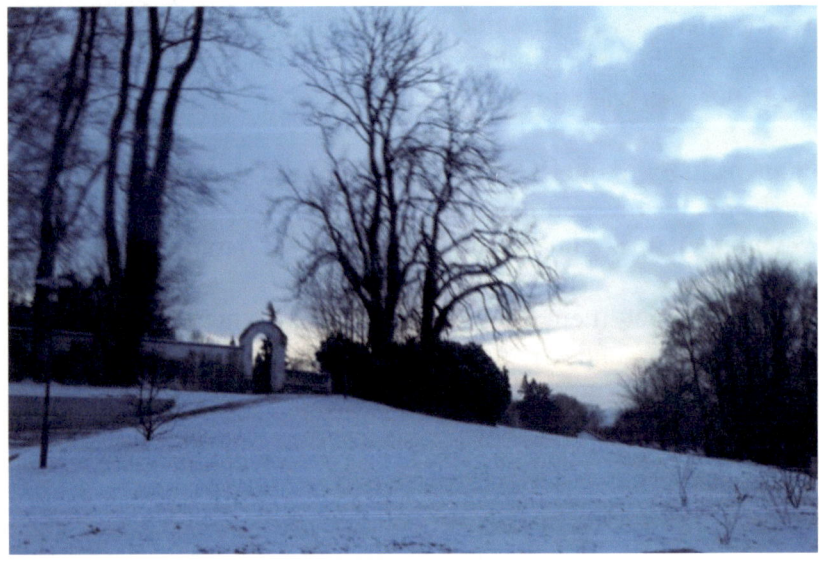

Bei dem Beerdigungskaffee wurde die allgemeine Stimmung wieder etwas gelassener und ich habe Leute wiedergesehen, die man schon ewig nicht mehr gesehen hatte. Aber das ist wohl immer so: Bei Beerdigungen, leider, trifft man sich wieder.
Als dann endlich die Trauerfeier sich dem Ende zuneigte und wir uns von den Gästen verabschiedet hatten, fuhren wir alle wieder nach Hause.

Nun war Ruhe eingekehrt, natürlich auch Leere, denn ein Platz blieb für immer unbesetzt. Doch für uns alle, meine Familie, bleibt mein Vater in Gedanken immer bei uns. Denn erst wenn man über Jemanden nicht mehr spricht oder vielleicht auch lacht, ist er TOT.

Nachdem die Danksagungen verschickt waren, kam der Alltag wieder.
Wir alle, besonders meine Mutter, versuchten so gut es geht weiter unseren normalen Lebensalltag zu verbringen. Nach einiger Zeit gelang es uns auch, es kamen zwar immer wieder mal schwere Momente, an denen man zu verzweifeln drohte, aber insgesamt haben wir diese Zeit gemeinsam gut überstanden.
Denn auch da lief die Uhr, die Zeit, weiter.
Die Sonne schien auch wieder, auch für uns. Sehr viel hatte sich natürlich verändert mit dem Tod meines Vaters, jedoch konnten wir alle unser Leben, verändert zwar, aber weiter leben.

Der Sommer kam endlich, es wurde etwas wärmer und wir saßen oft zusammen, grillten und lachten.
Das normale Leben ging weiter.

Dann kam mein Tag

Einer meiner wenigen Wünsche bzw. Träume sollte heute in Erfüllung gehen.

Endlich habe ich meinen Traum vom Fliegen verwirklichen können. Ein Tandemsprung aus 3000 Metern Höhe! Mein Mann, ein Freund von uns und Mira fuhren gemeinsam mit mir zu dem Flugplatz in Bitburg, auf dem ich springen wollte. Über meine damalige Putzhilfe, auch eine Freundin von mir, habe ich Kontakt zum Springer aufnehmen können. Wir vereinbarten einen Termin für den gemeinsamen Sprung. Es war gar nicht lang bis zum geplanten Termin, was mich sehr freute. Denn ich wollte es unbedingt machen, lieber gestern als morgen.

Nun war es endlich so weit: Nach etwa fünf Stunden Wartezeit in einer Affenhitze, aber super Wetter zum Springen, war ich dann an der Reihe. Ich zog mir einen Anzug von dem dortigen Verein an und meine mitgebrachten Trekkingschuhe, denn das sei besser als in Sandalen, die ich bei den Temperaturen anhatte, wurde mir gesagt. Zuerst wurde ich angelernt, wie ich mich zu verhalten, besser gesagt, wie ich mitzumachen habe. Am Boden legte ich mich auf den Bauch und nahm meine Arme und Unterschenkel angewinkelt hoch. Gut, das klappte schon mal. Jetzt wurde mir noch das *Feststellgerüst*, Pferdegeschirr sagte ich einfach nur dazu, angelegt. Der Bekannte, mit dem ich springen wollte, erklärte mir dann noch Einiges zu meinem Verhalten in der Luft und bei der Landung am Ende. Wichtig sei es, dass ich meine Beine zur Landung hoch nehmen würde.

Wir gingen zu der Propellermaschine, einer sehr kleinen, die uns in die Luft bringen sollte. Wir nannten sie immer *„fliegendes Überraschungs-ei"*. Es war ziemlich eng darin, es flog noch ein anderer Springer samt Begleiter mit.

Mein Springer hatte mich die ganze Zeit mit einer Handkamera gefilmt, da ich einen Videofilm von meinem Sprung haben wollte. In der Luft, aus dem Fenster, neben dem ich auf dem Boden saß, war es interessant, die kleinen Häuser und Landschaften zu sehen.

Dann sagte uns die Pilotin, in etwa 3000 Metern Höhe, der Tower habe zum Sprung freigegeben. Nun hockte ich mich vor den Springer, und er schnallte mich sehr eng vor sich fest. Es passte bestimmt kein Blatt Papier mehr dazwischen.

Die Tür ging auf und uns kam frischer, warmer Wind, in der gewaltigen Höhe, entgegen. Super, und ab da schoss 100% Adrenalin in mein Blut. Der erste Schritt aus der Maschine hinaus war genial. Unter mir die Erde war gigantisch anzusehen. Ich legte meinen Kopf auf seine rechte Schulter, an seiner linken Hand war die Kamera befestigt.
Und dann einfach fallen lassen. Wow, es war das erste und bestimmt auch das einzige Mal, dass ich komplett gedanken- und gefühlsfrei war. Ich hab es mit allen erdenklichen Sinnen genossen.

Zwei Mal haben wir ein Looping in der Luft gemacht. Nach 50 Sekunden freiem Fall wurden wir mit einem abrupten Ruck vom Fallschirm gestoppt. Wie schwerelos fühlte ich mich dann. Fast geräuschlos und friedlich genoss ich den Gleitflug im Fallschirm, den ich zwischendurch auch mal selber lenken durfte. Nach drei oder vier Minuten landeten wir überglücklich wieder am Boden. Losgeschnallt fielen wir uns in die Arme.

Der Springer erkundigte sich nach meinem Befinden, welches natürlich super gut war. Nachdem ich – mit seiner Hilfe – aufgestanden war, umarmte ich ihn noch einmal und bedankte mich herzlich für dieses Erlebnis. Mein Mann und Mira kamen auch direkt auf mich zu und fielen mir in die Arme. Froh und immer noch unter Adrenalin ging ich, am Rollator, den Micha mir nach der Landung mitgebracht hatte, wieder zurück zum Wartebereich.

Unser Freund, Kevin, beglückwünschte mich zu meinem mutigen Sprung. Er erzählte mir auch, dass mich Leute, die dort im Wartebereich saßen und meinen Sprung mitverfolgt hatten, mich vorher immer schon am Rollator laufen sahen und nun erstaunt zuschauen konnten, wie ich in die Propellermaschine gestiegen bin. Alle waren begeistert und sagten "Hut ab" oder" Respekt". Sehr froh war ich über die Reaktion der Leute, denn damit habe ich gezeigt, dass man trotz Behinderung und Krankheit noch Vieles machen und erleben kann. Denn man ist noch immer ein normaler Mensch.

Wenn ich heute von meinem Sprung erzähle und die Gefühle in Worte zu fassen versuche, sage ich einfach, das das Wort, um dieses Erlebnis zu beschreiben, noch nicht erfunden wurde. Besser noch als gigantisch, genial oder atemberaubend.
Das war eines meiner schönsten und tollsten Erlebnisse und Augenblicke in meinem bisherigen Leben.

Ich habe gelernt, an mich und meine Stärken zu glauben. Lange Zeit habe ich mich der MS ergeben sozusagen, jedoch bin ich heute so stark geworden, ihr meine Stirn zu bieten.

Vor kurzem habe ich einen guten Kommentar gelesen, bezüglich Ernährung und so, da hieß es, *„warum gut zu meiner MS sein, wenn sie doch auch nicht gut zu mir ist."* Also rauche ich noch und wenn die Gelegenheit da ist, trinke ich auch Alkohol. Denn die Freude und den Spaß am Leben habe ich zum Glück trotz meiner MS nicht verloren. Ich lache immer noch für mein Leben gerne, mache auch viel Spaß mit.

Die Multiple Sklerose muss auch mit mir leben und meine Gefühle erdulden, nicht nur ich mit ihr!

Dieses Buch ist teilweise unter Tränen, aber manches Mal auch mit herzhaftem Lachen entstanden. So wie das Leben mit MS halt sein kann.

Mit diesem Buch möchte ich Mut machen, denn man kann trotz MS noch ein sehr schönes und auch spannendes Leben führen. Kein Mensch weiß wie der nächste Tag aussieht oder wie es ihm dann geht, egal ob GESUND oder KRANK. Darum sage ich immer, lebe den heutigen Tag als wäre es dein letzter.

Die Namen der verschiedenen Personen, von denen ich erzählt habe, außer meinem und jenen von meinem Mann und unserem Kind, sind frei von mir erfunden, die Geschichten oder Erlebnisse entsprechen aber der Wahrheit.

Sehr viel Hilfe und Verständnis habe ich während der Schreibzeit erhalten. Dank an meinen lieben Mann, unsere Tochter, meine Mutter, und besonderen Dank an meinen mittlerweile verstorbenen Vater, der mir immer mit Rat und Tat zur Seite stand.